요통 정복

요통 환자도 해야 하는 허리 운동

요통 정복
요통 환자도 해야 하는 허리 운동

2016년 6월 20일 초판 1쇄 발행
2020년 1월 30일 초판 2쇄 발행

저자 | 고도일
발행자 | 박흥주
영업부 | 장상진
관리부 | 이수경
발행처 | 도서출판 푸른솔
편집부 | 715-2493
영업부 | 704-2571
팩스 | 3273-4649
디자인 | 여백 커뮤니케이션
주소 | 서울시 마포구 삼개로 20 근신빌딩 별관 302
등록번호 | 제 1-825

ⓒ 고도일 2016
값 | 15,000원
ISBN 978-89-93596-65-6 (93510)

이 책은 푸른솔과 저작권자와의 계약에 따라 발행한 것으로
무단 전재와 복제를 금합니다.

요통 정복

요통 환자도 해야 하는 허리 운동

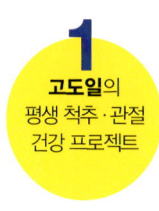

고도일의 평생 척추·관절 건강 프로젝트 1

신경외과 전문의·의학박사 **고도일** 지음

푸른솔

차례

프롤로그 12

총론 – 몸을 바로 세우고 허리를 튼튼하게, 코어운동

- **왜 코어운동일까?** 16
- **코어근육을 약하게 하는 것은?** 17
- **코어근육의 종류와 역할은?** 18
- **코어근육을 강화해야 하는 이유는?** 24
- **나는 코어운동이 필요할까?** – 자가진단법 27

제 1 편 요통 환자를 위한 코어근육 강화 운동

제1장 호흡

1 호흡 평가와 호흡 운동
- 앉은 자세 33
- 풍선 사용 34
- 풍선을 이용한 호흡 운동 34
- 두 손을 사용한 호흡 운동 35
- 밴드를 사용한 호흡 운동 36
- 옆으로 누운 자세에서의 호흡 운동 37
- 코어근육 강화 호흡 훈련: 반창고나 테이프 사용 38

제2장
지엽적 분절별 운동
Local segmental exercise

1 코어근육 활성화를 위한 환자의 올바른 자세

- 바로 누운 자세   41
- 옆으로 누운 자세   42
- 앉은 자세   42
- 선 자세   43

2 근육의 위치 및 활성화

- 복횡근의 위치   44
- 다열근의 위치   45
- 코어근육 강화 운동 순서   45
- 코어근육 강화 운동을 위한 구두 지시사항   46

3 코어근육 강화 운동: 인지 단계

- 골반기저근 강화 운동을 위한 구두 지시사항   48
- 복횡근 강화 운동을 위한 구두 지시사항   48
- 다열근 강화 운동을 위한 구두 지시사항 – 옆으로 누운 자세   49
- 다열근 강화 운동을 위한 구두 지시사항 – 엎드려 누운 자세   50
- 다열근과 복횡근의 동시 수축 강화 운동   51

4 코어근육 강화 운동: 연관 단계

- 다리 슬라이딩 운동 1   52
- 다리 슬라이딩 운동 2   55
- 팔 들어올리기   58
- 제자리 걷기   60
- 대합조개 동작   62

	• 골반 뒤로 밀기	64
	• 골반 앞으로 밀기	66

제3장 안정성 운동
Closed chain exercise

1단계
- 골반기저근 활성화   68
- 엎드려 누워 한쪽 다리 들어올리기   70
- 엎드려 누워 한쪽 팔 들어올리기   71

2단계
- 브리지 자세   72
- 바로 누워 상체 들어올리기   74
- 플랭크 자세   75
- 사이드 플랭크   76

제4장 가동성 운동
Open chain exercise

1단계
- 바로 누워 한 다리 내리기   78
- 변형된 전사 자세   80
- 기는 자세에서 한쪽 팔 들어올리기   82
- 기는 자세에서 한쪽 다리 들어올리기   84

2단계

- 다리로 원 그리기 … 86
- 옆으로 누워 한쪽 다리 들어올리기 … 88
- 엎드려 누워 대각선 팔다리 들어올리기 … 90
- 엎드려 누워 상체 들어올리기 … 92
- 사지 스트레칭 … 94

제5장 디스크 복원 운동
Disc reduction exercise

- 바로 누워 상체 비틀기 … 96
- 엎드려 누워 상체 비틀기 … 98
- 엎드려 팔로 상체 들기 … 100

제 2 편 요통 환자를 위한 단계별 5가지 코어근육 강화 운동 프로그램

1단계

- 앉아서 전방 굴곡과 회전시키기 … 106
- 팔을 든 브리지 자세 … 108
- 다리를 든 브리지 자세 … 109
- 바로 누워 두 다리 함께 내리기 … 111
- 허벅지 스트레칭 … 113
- 엎드려 누워 팔 뻗어 상체 들어올리기 … 114
- 옆으로 누워 다리 흔들기 … 116

2단계

- 바로 누워 발 밀기   118
- 옆으로 누워 상체와 한쪽 다리 들어올리기   120
- 기는 자세에서 무릎 들어올리기   121
- 팔 들어 올린 허벅지 스트레칭   122
- 엎드려 누운 자세에서 발목 잡기   123
- 팔로 걷기   124
- 스쿼트 자세   128

3단계

- 발뒤꿈치 부딪치기   130
- 반대편 팔다리 뻗기   132
- 다리 굽혀 팔 흔들기   134
- 팔과 다리를 든 브리지 자세   136
- 기는 자세에서 팔다리 들어올리기   138
- 엎드려 무릎 든 자세에서 다리 들어올리기   139
- 엎드려 누워 팔다리 들어올리기   141

4단계

- 사지 스트레칭 (고급)   142
- 기는 자세에서 팔다리 들어올리기 (고급)   144
- 엎드린 플랭크 자세에서 다리 들어올리기   146
- 플랭크 자세에서 다리 들어올리기   148
- 사이드 플랭크   150
- 옆으로 누워 두 다리 들어올리기   152

5단계
- 사이드 벤드 　　　　　　　　　　　　　　　154
- 무릎 꿇고 다리 흔들기 　　　　　　　　　　156
- 상체 회전시켜 들어올리기 　　　　　　　　158
- 상체와 하지 들어올리기 (고급) 　　　　　　160
- 역 플랭크 자세에서 다리 들어올리기 　　　162
- 수영 동작 　　　　　　　　　　　　　　　164
- 상체 앞으로 숙여 T자 만들기 　　　　　　166
- 엎드려 제자리 뛰기 　　　　　　　　　　　168

제 3 편　직장에서 할 수 있는 코어근육 강화 운동

제1장 의자에 앉은 자세에서 하는 운동

의자 1단계
- 호흡 평가와 호흡 운동 　　　　　　　　　　174
- 이완 자세 　　　　　　　　　　　　　　　176
- 의자에서 골반 전후 기울이기 　　　　　　　178
- 의자에서 골반 좌우 기울이기 　　　　　　　180

의자 2단계
- 앉은 자세에서 팔다리 교차시키기 　　　　　182
- 앉은 자세에서 다리 들어올리기 　　　　　　184
- 의자를 이용한 싯업 　　　　　　　　　　　186

- 의자를 이용한 돌진 자세 188
- 의자에 앉아서 팔다리 들어올리기 190

제2장 선 자세에서 하는 운동

서서 1단계
- 로카바도 운동 192
- 서서 상체 뒤로 젖히기 194
- 서서 전방 굴곡시키기 196
- 팔을 들어 올린 전사 자세 198
- 서서 다리 굽히고 상체 돌리기 200
- 서서 팔다리 들어올리기 202

서서 2단계
- 다리 굴곡과 신전 204
- 서서 전방 회전 굴곡시키기 206
- 선 자세에서 팔다리 교차시키기 208
- 비튼 전사 자세 210
- 아침인사 운동 212
- 팔 뻗어 올린 스쿼트 자세 214

프롤로그

의사인 나도 수술이 무섭다

논어 위령공편에 '기소불욕 물시어인(己所不欲勿施於人)'이라는 말이 있다. '내가 원하지 않는 것을 남에게 원하지 마라'는 뜻이다. 편하게 해석하자면 내가 싫은 것을 남에게 강요하지 말라는 것이다. 내가 하기 싫은 것은 타인도 하기 싫다는 말과 같다.

수술실을 무시로 드나들며 집도하는 의사인 나 역시 수술을 받게 되는 것은 무섭고 두렵다. 하물며 의학적 전문 지식도 부족하고 수술을 직접 목도할 수 없는 환자의 입장은 오죽하겠는가. 바로 이러한 생각을 하게 된 시점으로부터 나는 척추 및 관절 전반의 질환에서 수술 없이 치료하는 방법을 연구하고 그러한 비수술 방법에 몰두해왔다.

질병으로부터 우리의 몸을 지킬 수 있는 최고의 방법은 예방이다. 아무리 의학이 발전을 거듭해왔어도 아직 시간의 흐름에 따라 노화와 퇴행으로 이어지는 자연의 섭리를 완전히 거스를 수 없다. 그러나 조금 더 일찍 시작하면 노화와 퇴행을 늦추고 노화와 퇴행이 오더라도 수술이나 행동장애밖에는 도리가 없는 지경까지 이르지 않게 할 수 있는 방법은 분명 존재한다.

저자가 비수술적 척추 및 관절 치료법에서 더 나아가 운동법에 주의를 기울인 이유가 바로 그것이다. 얼핏 인터넷을 검색해도 다 나오는 운동법이라고 가벼이 여길 수 있지만, 내 스스로 직접 체험하고 주변인들에게 적용해 그 결과와 변화에 만족하지 않았다면 이렇게 감히 책으로 내놓을 생각은 하지도 못했을 것이다.

그동안 저자는 끊임없이 수술을 하지 않고 치료하거나 예방할 수 있는 방법에 대해 고민하고 연구하며 임상 사례를 모아왔다. 그것들을 정리하고 책으로 내는 이유는 오직 한 가지다. 잠정적이거나 현재 고통을 겪고 있는 환자들에게 수술이나 행동장애가 불가피한 상황에 이르기 전에 경제적 및 시간적 부담 없이 자신의 생활 패턴을 유지하면서 최소한 척추나 관절의 건강을 지키며 살 수 있는 방법을 알려주는 것이다.

예방으로 환자의 수를 줄이고 환자의 편의, 빠른 회복 및 재발 방지를 돕는 것이 목적이다

의학은 질병과 의술로 이루어지는 것이지만, 그 안에는 의술을 시행하는 의사와 질병으로 고통 받으며 절망에 가까운 심정에 빠진 환자가 있다. 이 둘의 관계에서는 탁월한 의술뿐 아니라 정신적 및 심리적 교류도 무시할 수 없다. 실제로 의사와 환자 간의 상호 이해관계인 라포(rapport)가 질병 치료에 많은 영향을 미친다는 연구 결과가 많이 나와 있다.

혹자는 현실적으로 병원 운영에 도움이 되지 않을 뿐더러 그야말로 '고도일이 다 고쳐주겠다'는 식의 내용이 아니라 각자 책 한 권으로 꾸준히 운동하면 굳이 병원을 찾지 않아도 된다는 취지의 책을 출판해 얻을 것이 무엇이냐고 묻는다. 그 물음에 대한 답은 하나다. 흔해 보이는 운동법이지만 이 책의 내용 안에는 단순한 이론적 신뢰가 아니라 저자 스스로 그 운동법을 직접 해보고 얻은 변화 및 결과에 대한 확신과 주변인을 통해 도출한 많은 임상 결과에 대한 믿음이 담겨 있기 때문이다.

저자는 이 책에 진심을 담았고 그 진심이 우리 병원을 찾지 않더라도 예방을 목적으로 또는 치료를 극대화하기 위한 수단으로 이 책을 선택한 모든 독자와 라포를 형성할 수 있다면 그것으로 만족한다.

오래 사는 것이 아니라 건강하게 오래 사는 것이 행복이다

거의 모든 사람이 오래 살고 싶어 하지만 100세를 넘어 120세 시대를 예견하는 현 시점에서 그냥 오래 산다는 것이 마냥 즐겁고 행복한 일만은 아닐 것이다. 의학의 발전이 이뤄낸 수명 연장의 시대에 예전보다는 노년층의 건강이 많이 좋아진 것은 맞지만 아직도 노화로 인해 고통을 안고 하루하루를 힘겹게 살아가는 사람들이 있는 것도 사실이기 때문이다.

청춘시절과 같이 젊음을 유지하며 건강하게 살지는 못하겠지만 최소한 척추 및 관절의 문제로 인해 타인의 도움이나 휠체어 등 기구의 도움을 받을 필요 없이 아울러 통증도 없이 여생을 살 수 있다면 그것이 행복하고 안정된 삶이지 않을까 싶다.

그러기 위해서는 매스컴에 나오거나 구전으로 전해지는 온갖 약이나 보조제 등에 의존하기보다 스스로 적은 시간을 투자해 경제적이면서 건강도 되찾을 수 있는 운동을 해보도록 권한다.

이 책을 갈무리하면서 앞으로 남은 목과 무릎관절에 관한 원고를 보고 있자니 문득 고마운 얼굴들이 눈에 선하다. 무엇보다 모든 원고의 근원이 된 수많은 임상 사례자들에게 가장 먼저 감사를 전한다. 그 임상에 함께 동참해준 후배들에게도 자신의 소중한 시간을 쪼개서 내어준 것에 고마움을 표한다.

이 책이 만들어지기까지 도움을 준 푸른솔 출판사 박흥주 대표님, 여백 커뮤니

케이션의 정용기 대표님, 신미식 사진작가님, 송지환 트레이너, 이선미 트레이너, 전호균·황채영 물리치료사, 강준한 교수님, 박찬미 작가, 김항진 원장님, 권혁진 원장님 등 여러분께 진심으로 감사드린다.

12시간 이상 병원에서 보내는 것도 모자라 책을 쓴다고 얼굴 한 번 보여주기 힘들었던 외로운 시간을 묵묵히 지켜준 가족들이 아니었다면 감히 이런 작업은 엄두도 내지 못했을 것이다.

부디 이 많은 고마운 사람의 희생이 헛되지 않도록 많은 독자가 이 책을 통해 몸이 바로 서고 허리가 튼튼해지길 간절히 바라본다.

2016년 5월 고도일

총론

몸을 바로 세우고
허리를 튼튼하게,
코어운동

왜 코어운동일까?

　허리를 튼튼하게 하고 디스크나 요통을 예방하기 위한 운동법을 소개하면서 코어운동에 중점을 둔 이유는 코어운동을 통해 강화되는 '코어근육'이 중요하기 때문이다. 우리가 물건을 들어 올릴 때 가장 먼저 쓰이는 부위가 어디냐고 물으면 대부분 팔이나 상체라고 답하기 십상이다. 하지만 틀린 답이다. 우리가 물건을 들어 올릴 때 가장 먼저 사용되는 것은 바로 코어근육이다.

　이처럼 코어근육은 우리가 작은 움직임부터 운동을 할 때 어느 부위의 운동이든 기본적으로 개입되는 근육이다. '코어(core)'는 간단히 '핵'이라고 생각하면 된다. 그러므로 코어근육은 우리 몸의 '핵심이 되는 근육'이라고 할 수 있다. 나무로 치면 줄기가 코어라고 할 수 있다. 우리 몸에서는 척추를 중심으로 허리, 골반과 엉덩이 및 허벅지 부위의 몸 깊숙한 곳에 자리한 심부 근육을 코어근육이라고 한다.

　코어근육의 가장 큰 역할은 우리가 어떤 행동을 하기 이전에 미세하게 수축하여 중심을 잡아주는 것이다. 그래서 길을 걷다가 쉽게 뭔가에 걸려 넘어지거나 헛발질을 하면 코어근육이 약해졌다고 판단할 수 있다. 또 코어근육은 우리 몸의 바른 자세를 유지해주면서 허리를 안정되게 지지하는 역할을 한다.

특별히 코어근육을 강화하지 않은 채 나이를 먹으면 근력은 물론 코어근육도 약해진다. 노년층에서 쉽게 골절상을 입거나 작은 충돌에도 큰 부상을 입는 이유가 여기에 있다.

중장년층 역시 주로 운동 삼아 하는 등산이나 골프 중에 쉽게 부상을 입는다. 등산 중에는 약해진 코어근육이 인체의 중심을 잡아주는 중요한 역할을 하지 못해 조금만 삐끗해도 큰 부상을 입게 된다. 또 허리의 힘이 약해져 골프 중 스윙을 하다가 어깨나 팔에 부상을 입기도 한다.

이처럼 코어근육이 약화되면 신체의 중심이 흔들려 쉽게 부상을 당하거나 요통이나 허리 디스크에 쉽게 노출될 수 있다. 반면 코어근육이 강화되면 척추를 더 잘 지탱해주므로 허리 디스크가 예방되는 것은 물론 요통 또는 약한 허리 때문에 입을 수 있는 부상에서 벗어날 수 있다.

그러므로 코어근육이 강화되면 몸 전체의 근력이 좋아지는 것은 물론 척추 질환도 예방되고 몸의 기초 체력이 증강되어 전반적인 건강이 좋아진다. 또 코어근육은 신체 밸런스를 잡아주는 역할을 하기 때문에 건강한 체력의 요소인 지구력, 근력, 순발력, 평형성, 민첩성 등이 함께 향상된다.

코어근육을 약하게 하는 것은?

국가대표는 물론 대부분의 운동선수들은 기량 운동과 코어운동을 병행한다. 코어근육을 방치한 채 각 종목의 기량만 올려주는 운동을 하면 노력만큼 기량이 올라가지 않기 때문이다. 선수가 경기 중 잦은 실수를 한다면 코어근육이 약화되어 제 기량을 다 발휘하지 못하는 것도 원인이다.

운동선수뿐만 아니라 멋진 몸매와 건강을 위해 열심히 운동을 하는 사람들 중에서 등산 중 발목을 자주 삐끗하거나, 골프를 하면서 허리에 통증을 느끼거나, 다이어트 중에 갑자기 무릎이나 다리에 통증을 느끼는 경우도 코어근육의 강화를 간과했기 때문이다.

코어근육은 노화가 진행되면서 함께 약해진다. 하지만 코어근육을 약하게 하는 것은 우리 일상에서도 쉽게 찾을 수 있다. 우리는 알게 모르게 한 방향으로 움직임이 집중되어 있다. 대표적으로 오른손잡이와 왼손잡이의 차이를 생각하면 쉽게 이해할 수 있다. 이렇듯 한 방향으로 집중되는 움직임은 시간이 흐르면서 코어근육을 약화시킨다.

또한 앉거나 걸을 때 사소한 잘못된 습관도 반복되면 코어근육을 불균형하게 만들어 약화시킨다. 현대인들은 주로 앉아서 생활하는 환경 때문에 잘못된 자세로 인한 질환이 많이 생긴다. 그 중 코어근육이 약해져 일어나는 질환들로는 체형의 변형이나 요통, 허리 디스크, 목, 어깨 근육 또는 팔의 통증 및 질환이 있다.

코어근육의 종류와 역할은?

코어근육은 크게 두 가지로 나눌 수 있는데, 중력에 저항하는 근육과 움직임에 관여하는 근육이다. 즉 중력에 저항하여 몸을 안정화하는 근육과 몸에 큰 움직임을 일으키는 근육으로 나뉜다.

예를 들어 우주 비행사가 지구 밖으로 나가면 무중력 상태가 된다. 이때 중력에 저항하는 근육은 자극되지 않는데, 이유는 중력에 저항하는 근육은 체중과 중력이 가해져야만 자극을 받아 움직이기 때문이다. 그래서 우주 비행사는 지구에 돌아오면 지구 생활을 하기 위해 일정 기간 동안 중력 저항 훈련을 해야 한다. 이 훈련을 하지 않으면 중력 저항 근육이 작동하지 않아 관절이 비정상적인 압박을 받는다.

무중력 상태에서도 우주 비행사는 팔, 다리 등을 자유롭게 움직일 수 있다. 이렇게 무중력 상태에서도 움직일 수 있도록 하는 근육이 바로 우리 몸의 움직임에 관여하는 근육이다.

중력에 저항하는 대표적인 근육으로는 '다열근' '복횡근' '횡격막' '골반기저근' 등이 있고 움직임에 관여하는 근육으로는 '복직근' '내/외복사근' '척추기립근' 등이 있다. 코어운동에서 중요하게 강화하는 근육은 대부분 몸속 깊숙이 자리한 중력에 저항하는 근육들이다.

가장 먼저 척추를 감싸는 듯한 모양으로 척추를 바르게 유지하도록 도와주는 '다열근'이 있다.[그림 1] 이 근육은 어느 정도의 중력이 가해져야 잘 움직이면서 척추를 안정화하는 역할을 한다.

그러나 너무 과도한 체중과 압력이 가해지면 그 역할을 제대로 하지 못한다. 특히 만성적으로 요통을 앓고 있는 사람들에서 다열근이 약해져 있는 소견이 많이 보인다.

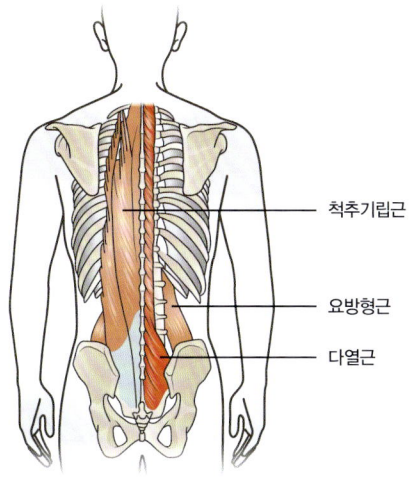

그림 1. 다열근

다음으로 복근 안쪽 층을 수평으로 가로지르는 근육으로 복부를 단단하게 잡아줘 신체의 안정화 역할을 하는 '복횡근'이 있다. (그림 2)

복횡근은 우리 몸이 어떤 동작을 할 때 가장 먼저 수축하는 근육이다. 예를 들어 공을 차는 동작을 할 때 공을 차야겠다는 생각과 동시에 복횡근과 골반기저근이 수축되고 이후에 뇌파가 반응해 발이 움직이는 것이다. 그러므로 복횡근이 약해진 상태에서 움직이면 근육의 수축이 제대로 일어나지 않아 동작 중 허리에 비정상적인 부하가 발생해 통증이 유발된다.

또한 복횡근은 복부의 압력을 적당하게 유지하면서 척추에 가해지는 충격을 완화하는 완충 작용을 하고 복부 내장을 보호하는 기능을 한다. 특히 복횡근은 횡격막의 근섬유와 만나기 때문에 호흡 시 복부의 안정감을 주는 중요한 근육이기도 하다. 하지만 복부 깊숙이 자리하고 있어 단순한 복근 운동만으로는 강화되기 어려운 근육이다.

복횡근이 약해질 경우에 우리 몸은 코어를 유지하기 위해 척추기립근, 둔근이나 승모근을 사용해 복횡근의 일을 대신하려고 한다. 이때 근육들이 경직되고 스트레스를 받아 근육통과 불균형을 일으키는데, 이로 인해 허리 디스크, 척추전방전위증, 척추관협착증 등이 나타날 수 있고 근육과 인대의 퇴행성 질환으로 발전할 수도 있다.

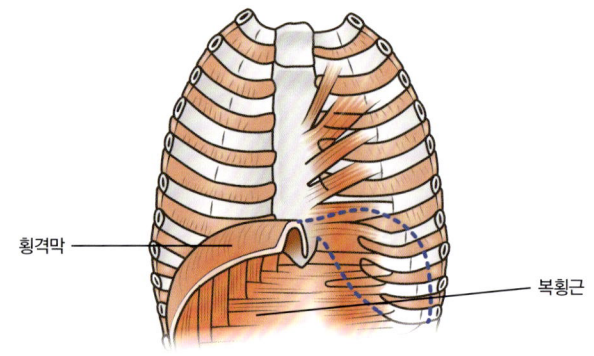

그림 2. 복횡근, 횡격막

우리 몸의 코어는 '횡격막'을 지붕 삼고 '골반기저근'을 바닥으로 하여 구성되어 있다고 한다. 횡격막은 이름 때문에 그냥 막으로 생각하기 쉽지만 실제는 근육조직으로 형성된 막으로 근육이다. (그림 2)

'횡격막'은 배 쪽의 복강과 가슴 쪽의 흉강을 분리하는 둥근 지붕 모양의 근육조직으로 가장 큰 역할은 호흡이지만, 복횡근과 만나 팔다리의 반복적인 움직임이 있을 때 척추에 안정성을 제공하고 호흡이 잘 이루어지도록 조절하는 역할도 한다.

우리 몸의 팔은 단순히 어깨로 움직이는 것 같지만 척추가 안정되고 호흡과 함께 해야 부드럽고 안정적으로 움직인다. 예를 들어 권투 중 펀치 동작을 할 때 숨을 내쉬면서 주먹을 뻗으면 복부가 단단하게 유지되어 펀치의 힘이 강하다. 반면 숨을 들이쉬면서 주먹을 뻗으면 복부에 힘이 들어가지 않으므로 익숙하지 않은 느낌이 들고 동시에 펀치의 힘도 약하다. 그래서 권투선수들은 코어운동을 통해 코어근육을 강화하여 숨을 들이쉬거나 내쉬는 등 어떤 호흡에도 자연스럽고 자유롭게 펀치를 잘할 수 있다. 이는 선수가 아닌 일반인의 경우에도 꾸준한 코어운동을 통해 달성할 수 있다.

'골반기저근'은 이름 그대로 골반의 아래쪽을 감싸는 근육으로 방광, 자궁 등 골반 내 장기들을 보호하는 역할을 하는 다이아몬드 모양의 근육이다. (그림 3) 골반기저근은 스스로 어느 정도의 탄성을 유지하면서 공중에 매어둔 침대인 해먹 모양으로 골반 내 장기들을 받치고 있다.

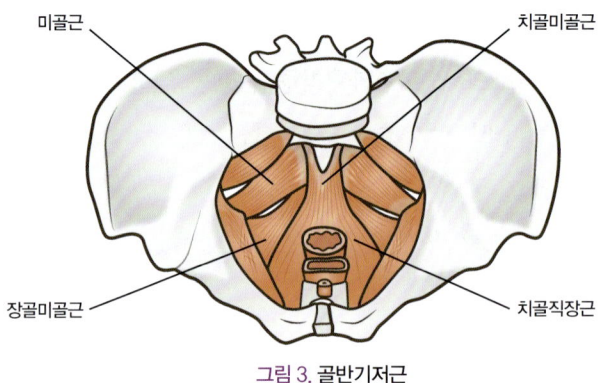

그림 3. 골반기저근

골반기저근의 또 다른 역할은 우리의 생식기와 항문에 작용해 대변이나 소변을 참거나 볼 수 있도록 하는 것이다. 그래서 골반기저근은 노화에 따라 또는 운동이 되지 않아 탄성이 저하되면 골반층이 이완되면서 요실금이나 배변장애를 일으키기도 한다. 뿐만 아니라 탄성을 잃어 골반 내 장기들이 제자리에서 밑으로 내려와 여러 질환을 가져올 수도 있다.

이와 같은 심부 코어근육 이외에 중요한 역할을 하는 근육으로 '장요근'과 '요방형근'이 있다.^(그림 4, 그림 6) 이 두 근육은 횡격막 뒤에서 횡격막과 접촉해 지나가는 유일한 근육인데, 이들 근육은 단순한 움직임뿐만 아니라 허리의 안정화에도 작용한다.

특히 '장요근'은 허리뼈인 요추부터 허벅지뼈인 대퇴골까지 이어진 기다란 근육으로 다리를 배 쪽으로 끌어올려 당겨주고 요추의 균형을 잡아주는 역할을 한다.

우리 몸의 요추는 옆에서 보면 배꼽 쪽으로 볼록한 모양을 하고 있다. 이를 '요추 전만'이라고 한다. 요추 전만은 우리가 직립생활을 하는 데 매우 중요한 구조이다. 만일 요추 전만이 이루어지지 않았다면 우리는 똑바로 서서 생활할 수 없었을 것이다. 그러므로 허리가 건강하려면 이 요추 전만이 잘 유지되어야 한다. 바로 이 요추 전만이 유지되는 데 중요한 역할을 하는 근육이 장요근이다.

장요근이 약해져 기능이 저하되면 요추 전만이 줄어들고 요추 사이의 디스크에 가해지는 압력이 커지면서 허리 디스크나 요추관협착증과 같은 질환이 생기는 원인이 된다. 또 장요근이 짧아지고 유연성이 떨어져 기능이 저하되면 요통은 물론 허벅지 앞쪽에 통증이 생기는데, 이를 근막통이라고 한다.

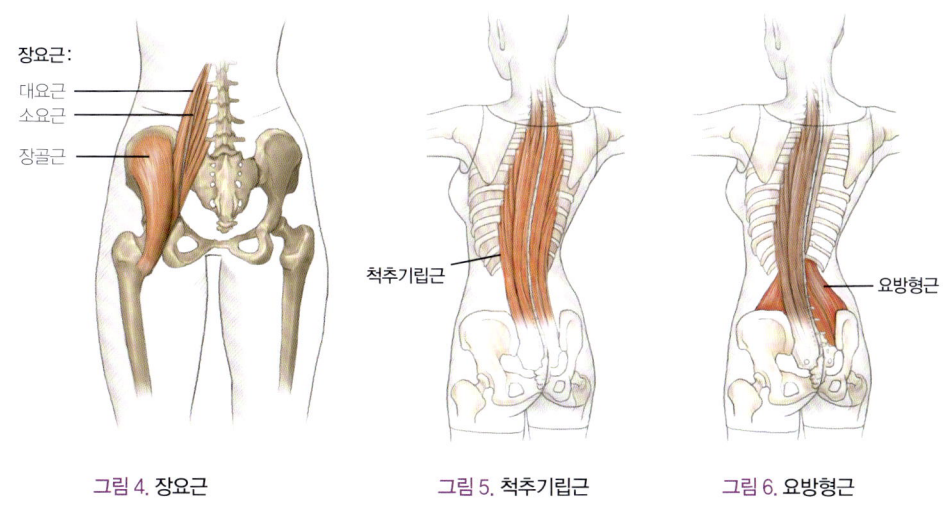

그림 4. 장요근　　　그림 5. 척추기립근　　　그림 6. 요방형근

우리가 척추를 중립 상태로 만들고 유지하기 위해서는 허리를 펴는 근육이 함께 잘 작용해야 하는데, 이러한 근육에는 '척추기립근'과 '요방형근'이 있다. (그림 5, 그림 6)

척추뼈를 따라 세로로 뻗은 '척추기립근'의 가장 큰 역할은 직립보행을 할 수 있도록 신체를 지탱하는 것으로 척추를 똑바로 서게 만든다. 노년층에서 허리가 구부러진 사람은 척추기립근이 위축되고 약해졌기 때문이다.

척추기립근이 단단하게 수축되어 상체가 꼿꼿해야 디스크에 가해지는 압력도 줄어든다. 또 다소 무리한 운동이나 외부 충격에도 쉽게 통증을 야기하거나 문제를 일으키지 않는다. 반면 척추기립근이 약해지면 척추가 감당해야 하는 부하가 커져 요통은 물론 각종 척추 질환에 노출되기 쉽다.

척추기립근은 나쁜 자세에서 가장 쉽게 약화된다. 예를 들어 한쪽 근육만 사용하면 근육 발달이 힘들고 힘이 한쪽으로만 작용해 척추 질환이나 통증을 일으킬 수 있다. 그러므로 척추기립근을 강화해야 척추 질환 및 요통 예방에 도움이 된다.

'요방형근'은 마지막 갈비뼈와 요추 1~4번 횡돌기에 붙어 있는 근육이다. 요방형근은 양쪽이 같이 수축하여 허리를 뒤로 젖히거나 펴는 데 역할을 하고 한쪽으로 수축하여 몸을 옆으로 기울이며 숙이는 동작에도 관여한다.

뿐만 아니라 요방형근은 척추의 수직 안정화에 기여하고 보행 시 골반을 잡아주는 역할도 한다. 그래서 한쪽 골반이 올라가 골반이 틀어지면서 허리에 통증이 있으면 요방형근의 문제를 의심하는 경우가 많다.

코어근육을 강화해야 하는 이유는?

척추 질환이 생겼을 때 치료법에는 수술이나 비수술적 치료 외에 운동 치료가 포함된다. 대개 척추 질환의 운동 치료에서는 허리 근력을 강화하는 운동을 하게 되는데, 그 중 특히 코어운동이 매우 효과적이다.

척추 질환 치료에서 허리 근력 강화 운동을 하는 이유는 척추 주변의 근육이 강화되면 그만큼 척추, 디스크, 신경 등에 가해지는 부담이 적어지기 때문이다. 특히 우리 몸의 심부 근육인 코어근육을 강화해주면 척추를 단단하게 잡아 바른 자세를 유지할 수 있도록 해주므로 척추에서 유발되는 통증을 완화하고 질환의 확대를 막아줄 수 있다.

현대인들을 가장 많이 위협하는 척추 질환은 컴퓨터와 스마트폰 사용이 원인인 경우가 많다. 생활 속에서 자세가 바르지 않아 질환으로 발전하는 것이다. 코어근육이 강화되면 습관으로 굳어버린 나쁜 자세를 바르게 잡아주기 때문에 척추의 안정을 유지하고 허리를 강화하는 데 도움을 준다.

코어근육이 약해지면 우리 몸의 균형 감각도 깨진다. 그러므로 코어근육의 강화는 우리 몸 전체의 균형 감각을 향상시켜 일상생활에서는 물론 운동이나 활동적인 움직임에서도 부상 없이 안정감을 줄 수 있고 운동 효과도 높아진다.
특히 코어근육이 약해지면 그 역할을 대신하는 다른 근육에 부담을 주기 때문에 작은 충격에도 부상을 당하거나 통증을 일으키기 쉬운데, 코어근육 강화는 아무리 활동적인 움직임이라도 부상이나 통증을 예방할 수 있다.

코어근육이 강화되면 호흡할 때 사용되는 횡격막의 기능도 좋아져 달리기나 자전거 타기 등 유산소 운동에 도움을 준다. 코어운동과 함께 유산소 운동을 병행하면 내장 지방 연소로 성인병 예방이나 치료에 도움이 되고 신진대사가 촉진돼 다이어트에도 효과가 있다.

이처럼 코어근육을 강화하는 코어운동은 척추를 비롯해 허리뿐만 아니라 우리 몸 전반의 건강을 향상시키고 유지하는 효과적인 운동법이다. 또 우리 몸 자체의 건강을 되찾으면 심신에 활력이 생겨 스트레스 해소에 도움이 된다. 실제로 횡격막 강화로 호흡이 편해지면 스트레스 호르몬인 코르티솔의 수치가 낮아진다.

그러나 많은 환자가 코어운동을 통해 허리 근력 강화에 실패하는 이유는 코어근육이 몸 깊은 곳, 즉 몸속 심부에 위치해 눈으로 확인할 수도 없고 손으로 만져지지도 않기 때문이다. 아무리 단련한다고 코어운동을 해도 성과가 눈에 보이지 않으므로 소홀해지는 것이다. 하지만 만성 요통에서 벗어나고 튼튼한 허리로 여생을 건강하게 보내고 싶다면 꾸준히 코어운동을 통해 코어근육을 강화하는 것이 가장 중요하다.

나는 코어운동이 필요할까? (나의 코어근육 상태는?) – 자가진단법

진단 항목	체크
오래 앉아 있거나 무거운 물건을 들면 허리에 통증이 느껴진다.	
구두굽이 바깥쪽이나 안쪽 등 한쪽으로만 닳는다.	
앉을 때 다리를 꼬고 앉는다.	
계단이나 경사진 길을 걷기 힘들다.	
오래 걸으면 허리가 자주 아프다.	
바로 누운 자세에서 다리를 들어 올리기가 힘들다.	
일주일에 2회 이하로 운동하거나 아예 운동을 하지 않는다.	
산후에 허리 통증이 생겼다.	
항상 또는 거의 같은 쪽(한쪽)으로만 가방을 든다.	
한쪽 발로 서서 10초 이상 균형을 유지하기 어렵다.	

진단 결과 보기

2~4개	코어근육이 불안정한 상태
5~6개	코어근육이 매우 약한 상태
7개 이상	전문적인 코어근육 운동으로 교정이 필요한 상태

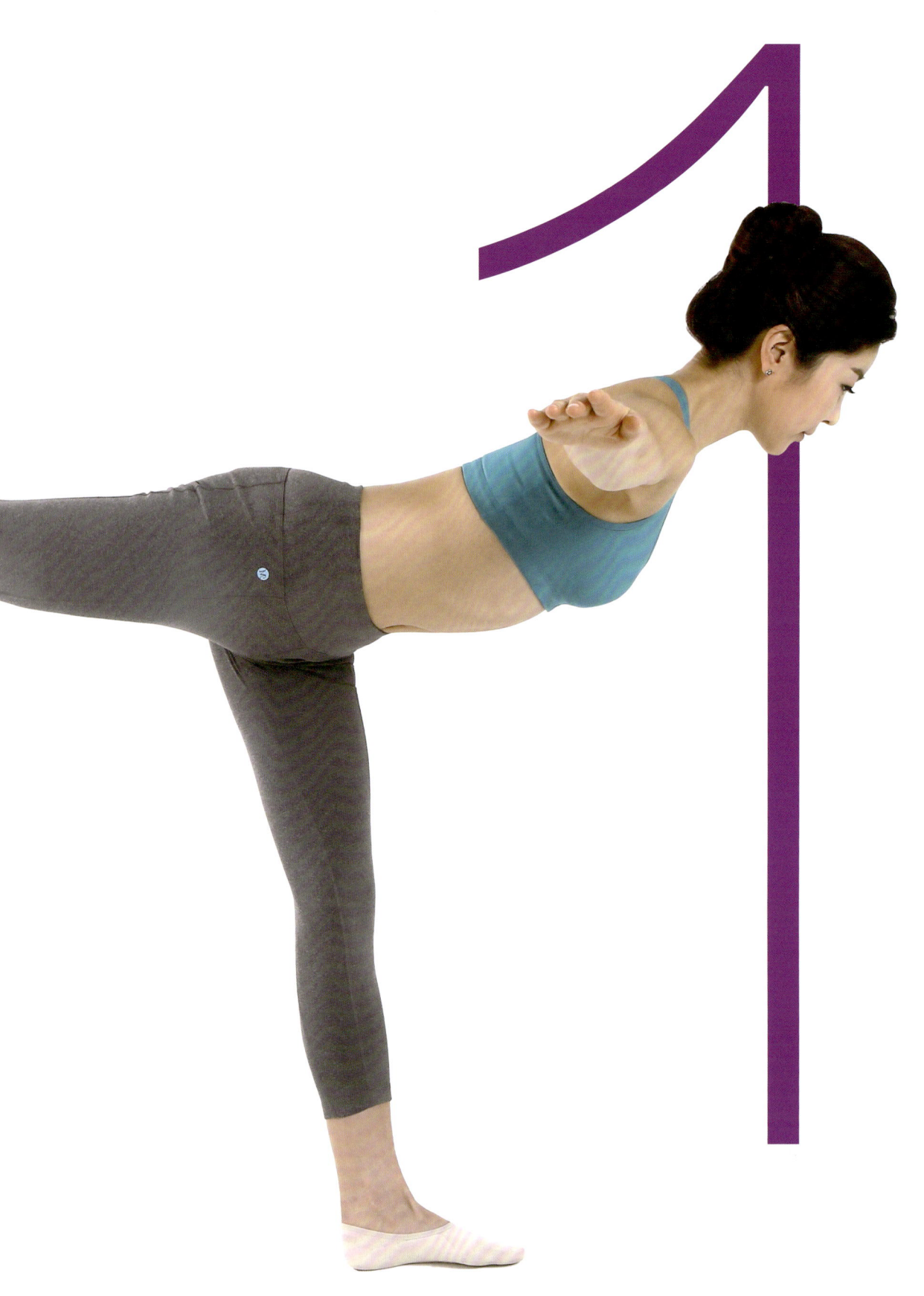

요통 환자를 위한
코어근육 강화 운동

요통이란 우리가 일상생활에서 흔히 접하는 질환의 하나로 전체 인구의 60~80% 정도가 일생 중 한 번 이상 경험하게 된다. 이들 중 대부분은 저절로 혹은 간단한 치료로 회복되지만 5~15%는 치료 효과 없이 통증이 지속된다.

여기서 요통은 특정 질환을 지칭하는 것이라기보다 하지(다리) 통증의 동반 여부와 관계없이 요추부터 엉치관절까지의 범위에 걸쳐서 통증이 발생하는 증후군을 말한다.

이러한 요통은 허리 구조 및 그 주변 조직의 생체역학적 및 퇴행적 변화는 물론 감염, 골종양, 선천적 척추 이상 등의 다양한 원인에 의해 나타날 수 있다. 일반적으로는 허리 부위의 연부조직 약화, 척추 주변 근육의 불균형이 원인이 되어 나타나는 비정상적인 과부하와 주위 근육의 약화로 인해 주로 발생한다.

요통을 방치할 경우에 통증으로 인해 바르지 못한 자세를 반복적으로 유지하게 된다. 바르지 못한 자세의 유지는 허리 부위의 뼈, 관절, 주위 조직의 변형이나 몸통과 배 부위의 근력 약화로 진행되어 만성적인 통증이 유발되거나 심하게는 요추의 또 다른 질환으로 발전할 가능성이 높다.

요통 환자가 척추 주변 근육들이 약해진 상태를 방치하면 허리는 물론 골반 관절까지 불안정하게 만들어 걷거나 앉고 서는 일반적인 자세에 장애가 초래된다. 이는 요통과 관련된 근육들이 우리가 몸을 움직이는 데 안정성을 유지하고 균형을 잡아주는 중요한 역할을 하기 때문이다.

요통을 치료하는 방법은 매우 다양하지만 이 장에서는 요통과 관련된 코어근육을 강화하는 운동을 통해 의학적 치료 효과의 극대화와 재발 방지 및 예방을 기하는 보존적 치료 개념의 운동법을 소개한다. 물론 이 운동법이 요통을 완전하게 치료한다고 할 수는 없다.

다만 이 운동법을 통해 허리 주변의 근육들을 강화하여 허리 부위 전체를 안정화하면 특이 질환에 따른 요통이 아닌 경우에는 통증이 줄고 더 큰 질환으로의 확대가 방지되는 효과를 볼 수 있다. 또 이 운동법으로 긴장되거나 약해져 기능을 수행하기 어려워진 근육들의 긴장을 낮추거나 회복시키면 요통 유발의 기전을 제거할 수 있다.

제1장
호흡

바른 호흡은 모든 운동의 기본이라고 할 수 있다. 의외로 사람들 중에는 비정상적인 호흡을 하고 있는 경우가 많다. 습관처럼 숨을 쉬는 것은 정상적인 호흡이라고 할 수 없다.

만일 호흡 중 흉곽(가슴)이 많이 움직이거나 등뼈와 복장뼈에 붙어 가슴의 골격을 이루는 활 모양의 긴 뼈대인 늑골의 아랫부분이 지나치게 좁아지거나 벌어진다면, 숨을 쉬는 데는 문제가 없더라도 비정상적인 호흡으로 규정되고 코어근육이 약화되었음을 암시하는 소견일 수 있다.

코어근육 강화 운동을 하기 전에 호흡을 먼저 교정하는 이유는 비정상적인 호흡으로 인한 불필요한 표층 근육의 수축을 예방해서 심부 코어근육을 자극하여 강화 운동의 효율성을 높이기 위해서이다.

호흡 평가와 호흡 운동

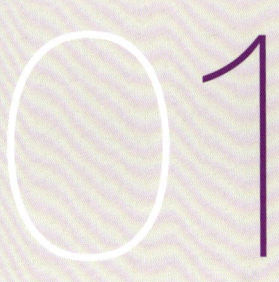

앉은 자세

앉은 자세에서 한 손은 상부 복부에 그리고 다른 한 손은 상부 가슴에 올려놓고 호흡을 하는 동안 두 손의 움직임을 관찰한다. 숨을 들이쉴 때 가슴 쪽 손이 복부 쪽 손보다 먼저 위로 움직이고 더 많이 움직이면 비정상적인 호흡이라고 할 수 있다.

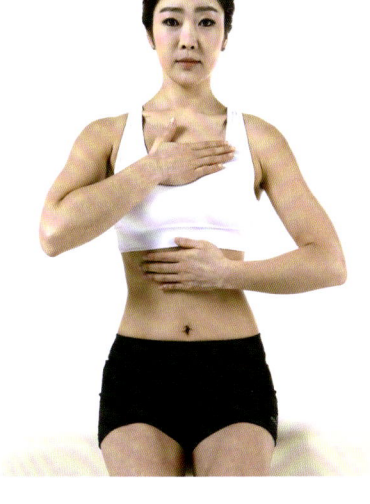

풍선 사용

풍선 불기를 이용해 호흡 기능이 약하거나 호흡방법에 이상이 있는지 확인해볼 수 있다. 풍선을 불고 다시 숨을 들이쉬는 순간에 풍선 입구를 손가락으로 누르거나 입술로 깨물고 있다가 숨을 들이쉰 후 다시 풍선을 부는 것이 힘들다면, 풍선 속의 공기압을 이겨내지 못해 나타나는 증상으로 역시 정상 호흡이 아니다.

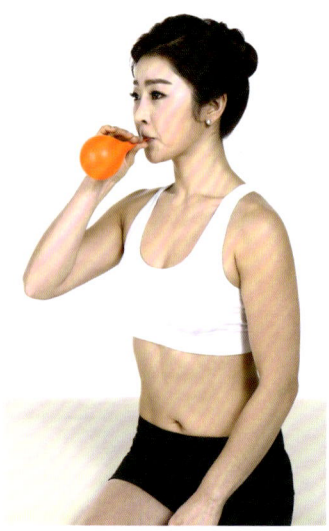

풍선을 이용한 호흡 운동

1 풍선 불기를 통해 잘못된 호흡방법을 치료하는 훈련방법이다.

2 숨을 들이쉬어 풍선을 불고 난 다음 다시 숨을 들이쉬는 순간에 풍선의 공기 주입구를 막지 않고 풍선 속의 공기압을 그대로 유지하면서 반복해서 풍선을 불도록 훈련하면 정상 호흡으로 돌아올 수 있다.

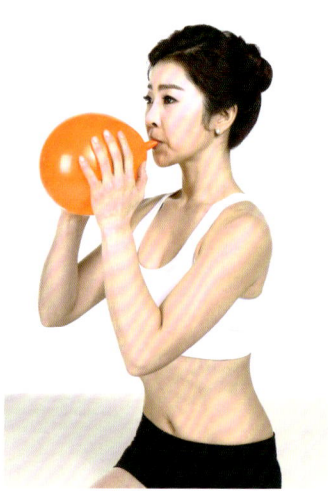

두 손을 사용한 호흡 운동

1. 편안하게 의자 위에 앉거나 바로 누운 자세에서 한 손은 상부 복부에 그리고 다른 한 손은 가슴 외측에 올려놓는다.

2. 숨을 들이쉴 때 두 손을 동시에 밀어냈다가 내쉴 때 두 손이 바닥으로 가라앉는 느낌으로 호흡을 반복한다. 이때 주의할 점은 어깨가 올라가지 않도록 하는 것이다. 머릿속으로 가슴 외측과 상부 복부 위에 올려놓은 두 손을 의식하면서 몸통의 움직임에 신경 써 정확하게 호흡한다.

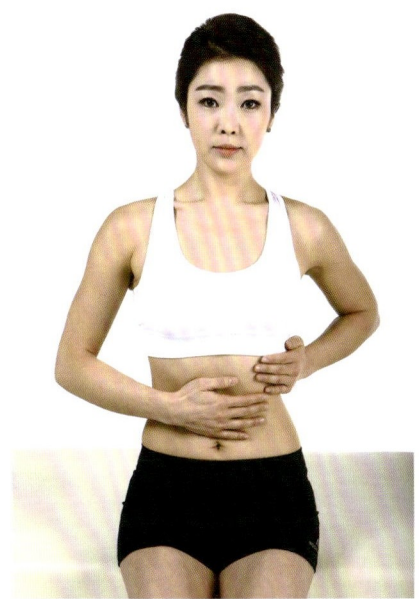
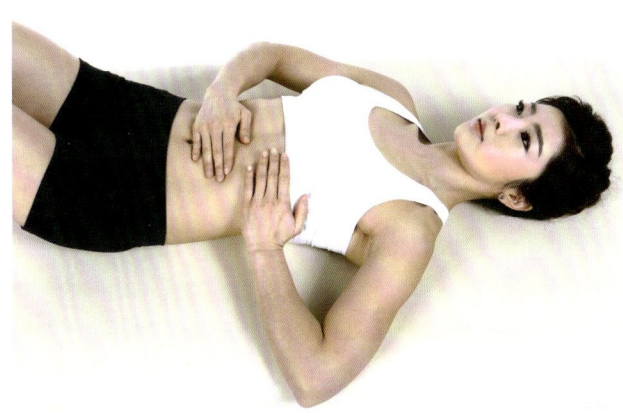

밴드를 사용한 호흡 운동

1. 천장을 바라보고 누워 두 무릎을 구부려둔다.

2. 탄력이 있는 고무 밴드나 수건 등을 갈비뼈 아래쪽(명치 부위)에 두르고 양끝을 잡는다.

3. 숨을 들이쉬면서 갈비뼈로 밴드를 밀어내면 밴드의 탄성에 의해 압박을 느끼게 된다. 다시 내쉬는 호흡에 밴드의 압박이 줄어들도록 가슴둘레를 수축시킨다.

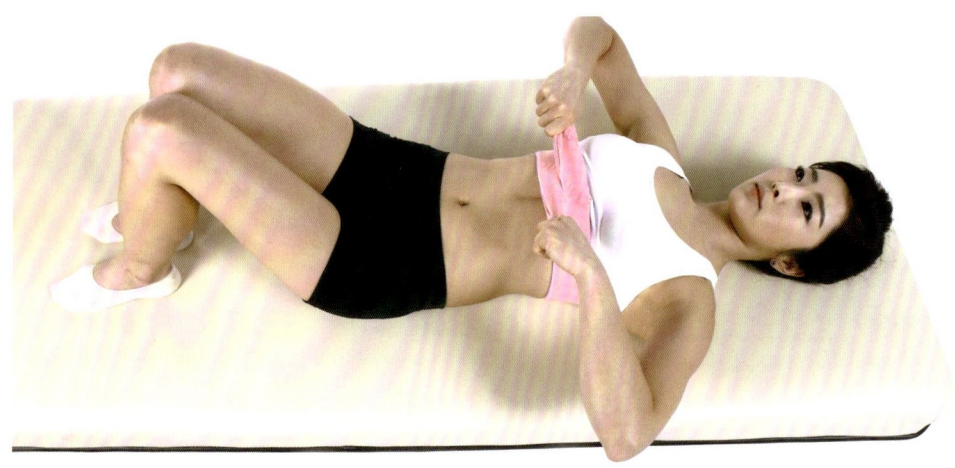

옆으로 누운 자세에서의 호흡 운동

1 고관절과 무릎을 편하게 구부리고 허리를 중립 상태로 유지한 채 옆으로 누운 자세를 취한다.

2 위쪽 손으로 반대쪽 갈비뼈를 감싸듯 잡고 손을 밀어내듯 숨을 들이쉬었다가 내쉬면서 손에서 갈비뼈가 가볍게 떨어지듯 흉곽을 제자리로 돌린다.

3 바닥에 있는 갈비뼈를 약간 들어 올려 아주 작은 미세한 공간을 만들어준다고 생각한다. 이때 어깨에 힘이 들어가거나 어깨가 올라가지 않도록 주의하고 흉곽에 놓인 손은 바닥에 고정시키도록 한다.

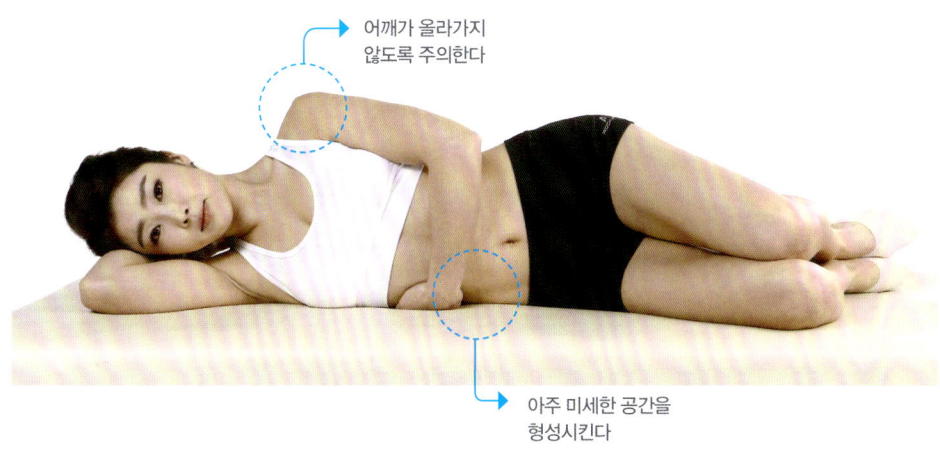

어깨가 올라가지 않도록 주의한다

아주 미세한 공간을 형성시킨다

코어근육 강화 호흡 훈련: 반창고나 테이프 사용

1. 반창고 또는 테이프를 사용하여 일상생활 속에서도 항상 정상적인 호흡 운동을 할 수 있도록 고안된 방법이다.

2. 반창고나 테이프를 가슴 바로 아래 부위(검상돌기)를 기준으로 하여 가슴 전체에 앞뒤로 빙 둘러 붙인다. 항상 머릿속으로 이 반창고를 의식하면서 숨을 들이쉴 때 흉곽을 최대한 열어 반창고에 의한 압박이 느껴지도록 하고 내쉴 때에는 흉곽이 수축되어 압박이 줄어든다고 생각하면서 호흡을 반복한다.

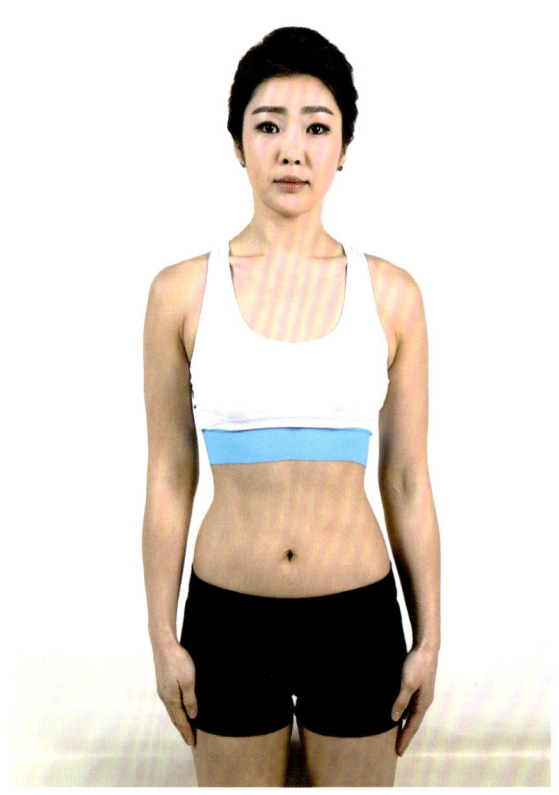

제2장
지엽적 분절별 운동
Local segmental exercise

요통의 치료를 위한 코어근육 운동에서 두 번째의 단계는 코어근육을 부위별 또는 척추 분절별로 강화하는 것이다. 대개 요통이 발생하면 그 부위에 부착해 있는 코어근육은 정상적인 작동을 제대로 하지 못한다. 따라서 이러한 기능의 회복을 위해서는 요추의 각 분절별 운동범위에 맞는 운동법이 필요하다. 그래야 요추에 무리를 주지 않고 요추 주변을 둘러싸고 있는 코어근육의 강화가 이루어질 수 있기 때문이다.

코어근육 활성화를 위한 환자의 올바른 자세

01

바로 누운 자세

1 치골과 장골의 전상장골극(ASIS)이 바닥과 수평을 이루도록 허리를 중립으로 유지하며 바닥에 눕는다.

2 이 자세를 만들기 위해서는 바로 누운 자세에서 양손의 손바닥을 각 전상장골극 위에 두고 손가락이 치골 위에 오도록 한 상태에서 골반을 부드럽게 누르면서 손바닥이 바닥과 평행하도록 맞추면 된다.

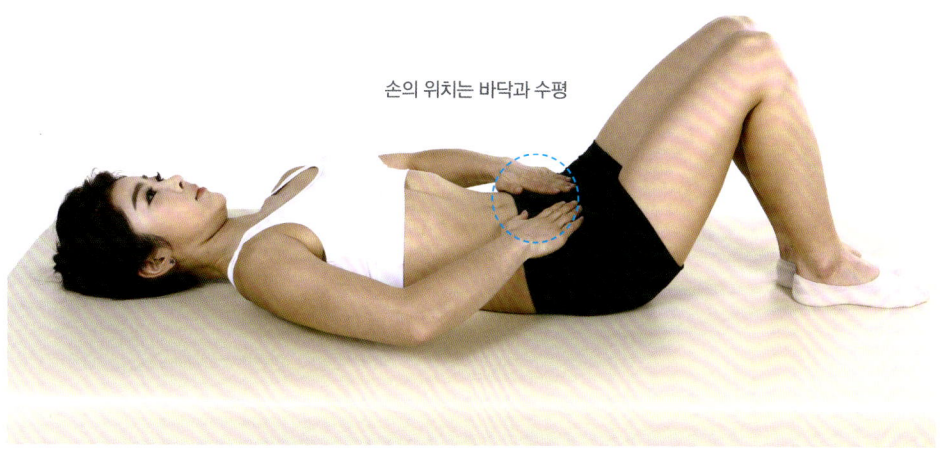

손의 위치는 바닥과 수평

옆으로 누운 자세

옆으로 누운 자세에서는 고관절을 70도 굽히고 무릎을 100도 정도 굽힌 자세가 코어근육을 작동시키기에 가장 알맞은 자세이다.

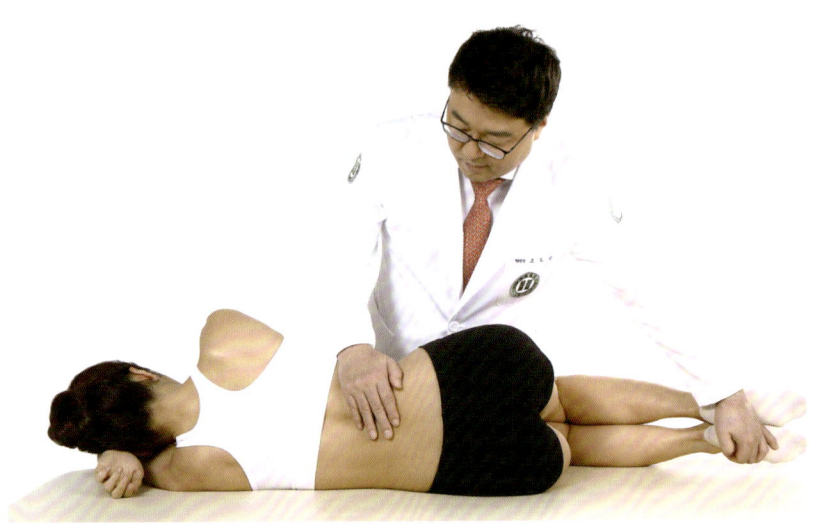

앉은 자세

골반을 뒤로 기울인 상태로 의자에 앉으면 의자에 닿는 부위인 좌골결절(ischial tuberosity: 궁둥뼈에서 가장 아래 부위 두툼한 곳으로 의자에 앉을 때 닿는 뼈)에 압박을 느끼게 되는데, 이때 골반을 앞으로 기울이면 좌골결절이 의자의 바닥에서 살짝 떨어지는 것을 느끼게 된다. 지나치게 압박을 느끼지 않으면서 좌골결절이 의자에 가볍게 닿아 있는 위치가 허리의 중립 상태이다.

선 자세

바로 선 자세에서 허리의 중립 상태는 양 손가락을 전상장골극과 치골에 대고 골반을 부드럽게 천천히 후방 경사(골반의 앞쪽이 올라가고 뒤쪽이 내려가는 상태)시켜 이 두 조직에 연결된 선이 바닥과 수직을 이루도록 하면 된다.

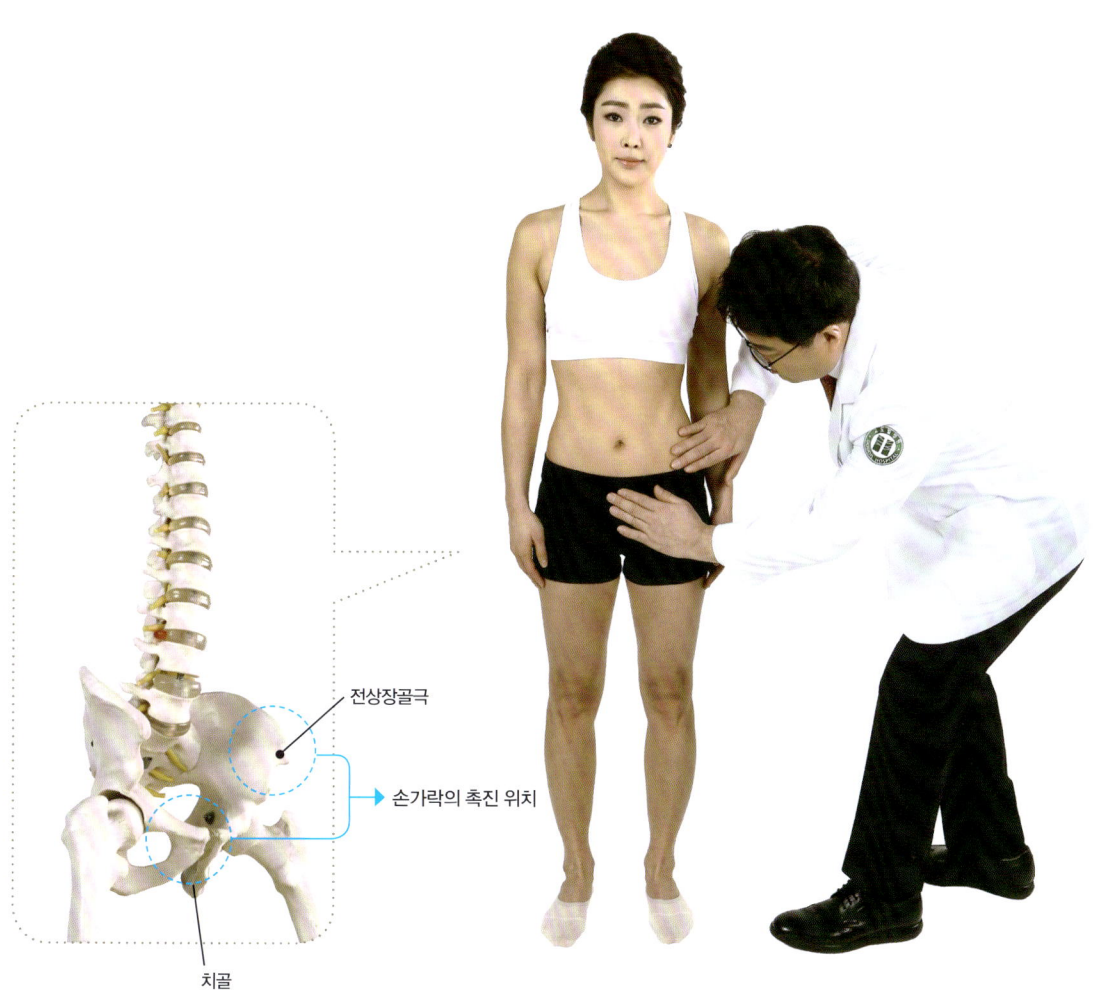

근육의 위치 및 활성화

02

복횡근의 위치

복횡근은 골반의 앞쪽 볼록 튀어나온 뼈(전상장골극)에서 배 중앙으로 5cm 들어가 아래로 5cm 내려간 곳에 있다. 여기가 내복사근이 가장 얇은 부위로서 복횡근 수축의 촉감을 쉽게 느낄 수 있는 곳이다.

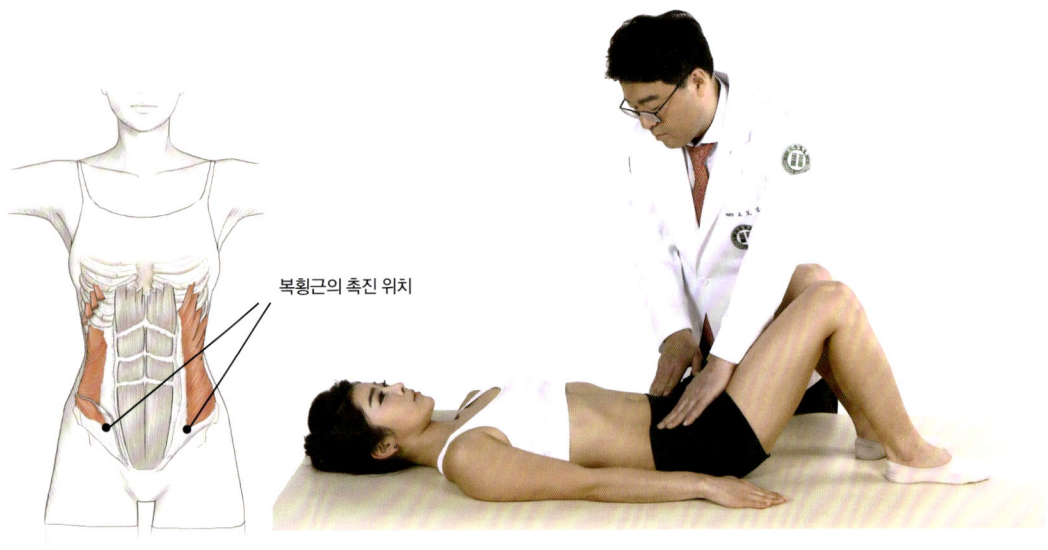

복횡근의 촉진 위치

다열근의 위치

다열근은 골반의 뒤쪽 볼록 튀어나온 뼈(후상장골극)에서 바로 내측 부위에 있다.

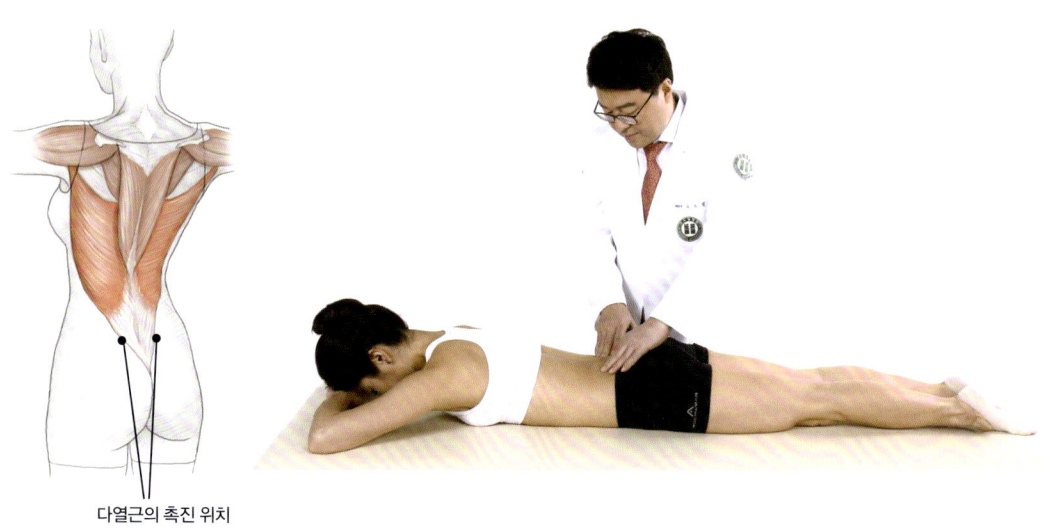

다열근의 촉진 위치

코어근육 강화 운동 순서

코어근육 강화 운동을 위해서는 가장 먼저 정확한 호흡이 필요하므로 자신의 호흡을 진단해 정확한 호흡을 할 수 있도록 교정한다. 그런 다음 코어의 바닥과 다름없는 골반기저근의 강화 운동을 실시한 후 복횡근 강화 운동, 마지막으로 다열근 강화 운동을 시행하면 된다.

코어근육 강화 운동을 위한 구두 지시사항

아래에 나열되어 있는 세 가지는 골반기저근, 다열근과 복횡근을 강화하는 운동을 위해 환자에게 공통으로 사용할 수 있는 구두 지시사항이다.

1. '마치 소변을 보다가 중간에 중지하고 참으려는 것처럼 요로 주변의 근육을 천천히 부드럽게 조여라.'

2. '질(또는 고환)을 몸 안쪽으로 천천히 잡아당겨 올려라.'

3. '항문에서 치골까지 끈으로 연결되어 있다고 가정하고, 항문을 전상 방향으로 잡아당긴다고 상상하라.'

코어근육 강화 운동 인지 단계

03

인지 단계란 우선 코어근육을 순서에 맞게 각각 자극한 후 그 상태를 10초간 유지하면서 10회 반복하는 단계를 통해 환자가 머릿속에 코어근육의 활성화 상태를 입력하는 과정을 뜻한다. 이때 중요한 것은 정상 호흡이 유지되어야 한다는 점이다.

골반기저근 강화 운동을 위한 구두 지시사항

1. 소변을 보다가 중간에 멈추듯 요로에 힘을 준다.

2. 남성의 경우에 고환을, 여성의 경우에 질을 몸 안쪽으로 당기듯 힘을 준다.

3. 항문과 질 사이가 끈으로 연결되어 있다고 가정하고 그것을 서로 잡아당기는 상상을 한다.

4. 찬 호수에 천천히 걸어 들어가면서 찬물이 허벅지를 통해 점점 위로 올라온다는 상상을 한다.

복횡근 강화 운동을 위한 구두 지시사항

1. 두 전상장골극에 선이 연결되어 있다고 가정하고 ①서로 가운데로 잡아당기거나 ②각각 양쪽에서 잡아당긴다는 상상을 한다.

2. 몸통과 다리를 연결하는 뼈인 두 골반뼈를 책의 커버로 가정하고 책을 양쪽에서 덮는다는 상상을 한다.

3. 숨을 내쉰 상태에서 불규칙한 수축을 일으키지 않으면서 배꼽을 안과 위로 잡아당기게 한다.

만약 동작 중 호흡을 하는 것이 가쁘거나 힘들고 가슴 위쪽으로 호흡을 하면, 이는 잘못된 복횡근의 수축을 의미하는 것이다.

다열근 강화 운동을 위한 구두 지시사항 – 옆으로 누운 자세

1. 환자가 요추를 중립 자세로 취한 상태에서 도와주는 사람이 한 손은 골반 아래 다열근의 부위에 대고 다른 한 손은 치골 부위에 위치시켜 근육의 수축을 관찰한다.

2. 시술자가 환자에게 '치골에서 다열근의 부위까지 선으로 연결되어 있다고 가정하고 이 끈을 서로 잡아당긴다는 상상을 하면서 부드럽게 압박을 가하라'고 지시한다.

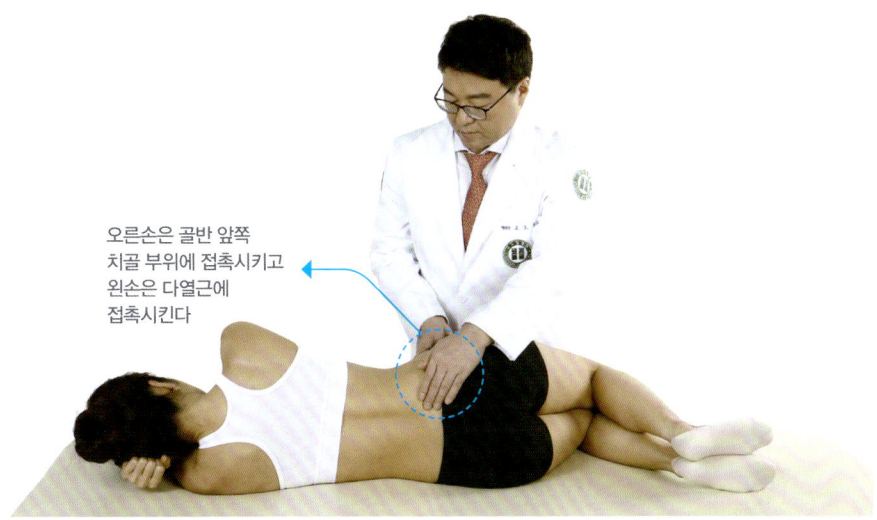

오른손은 골반 앞쪽 치골 부위에 접촉시키고 왼손은 다열근에 접촉시킨다

3. 이 자세에서 시술자가 환자에게 '허벅지 아래 내측에서 다열근의 부위까지 선으로 연결되어 있다고 가정하고 부드럽게 압박을 가하라'고 지시한다.

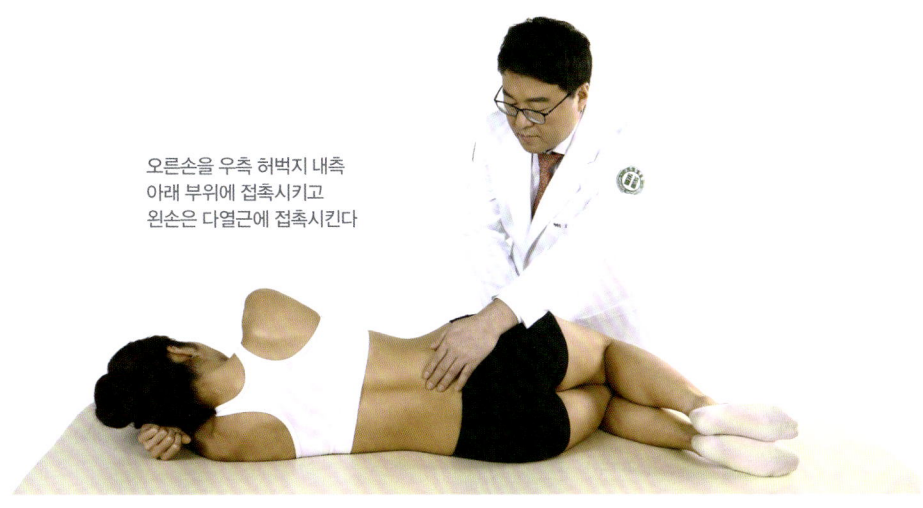

오른손을 우측 허벅지 내측 아래 부위에 접촉시키고 왼손은 다열근에 접촉시킨다

다열근 강화 운동을 위한 구두 지시사항 – 엎드려 누운 자세

1 시술자가 다열근에 손을 댄 채 환자에게 숨을 내쉰 상태에서 시술자의 손가락에 저항력이 느껴질 수 있도록 근육을 부드럽고 천천히 부풀려 올리게 한 다음 근육의 수축을 관찰한다.

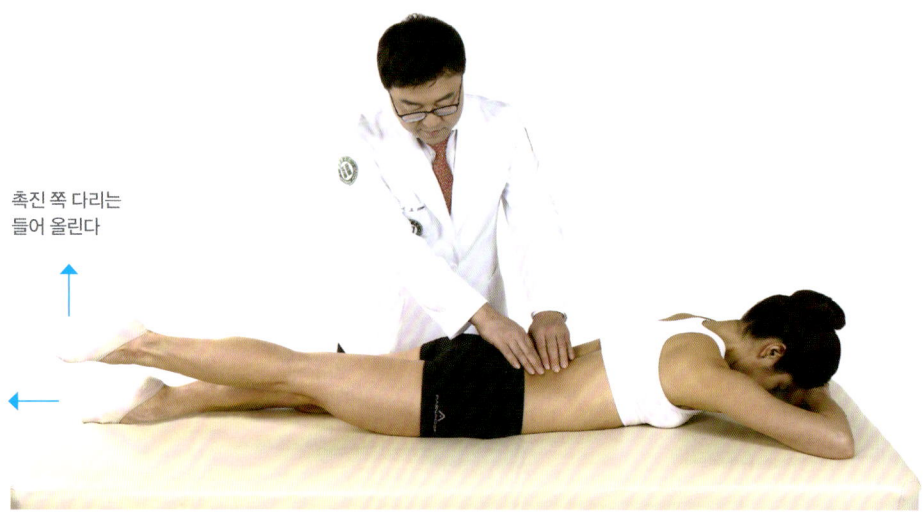

촉진 쪽 다리는 들어 올린다

반대쪽 다리는 바닥과 평행하게 뻗는다

2 시술자가 환자에게 '반대쪽 다리를 길게 늘이거나 혹은 반대쪽 다리를 살짝 들어 올려라' 고 지시한다(위 그림).

3 양쪽 후상장골극에 끈이 연결되어 있다고 가정하고 그것을 서로 잡아당기는 상상을 하게 한다.

4 척추를 양쪽에서 끈으로 묶어 잡아당긴다는 상상을 하게 한다.

다열근과 복횡근의 동시 수축 강화 운동

환자가 의자나 테이블 위에 허리를 중립 상태로 만들어 유지하고 앉은 자세에서 복횡근과 다열근의 위치를 함께 촉진하면서 이 두 근육을 수축시키고 두 근육이 동시에 수축하는지를 관찰한다.

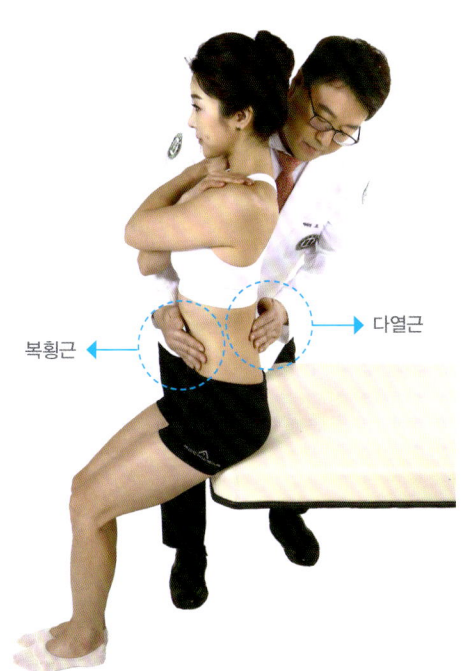

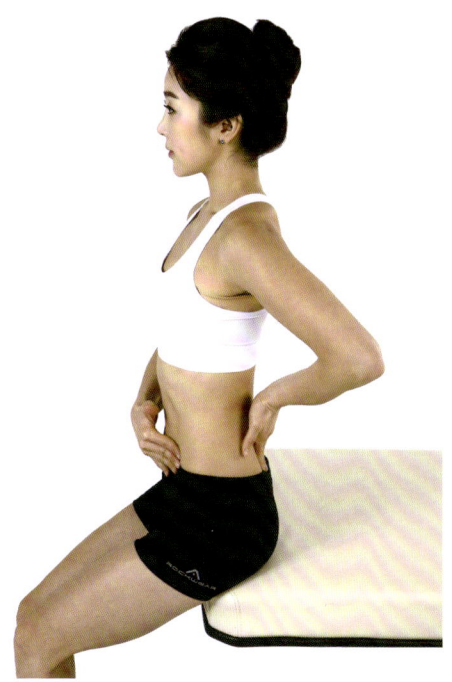

의사가 촉진하는 자세　　　　　　　　　　환자 혼자서 하는 자세

코어근육 강화 운동 연관 단계

04

연관 단계란 인지 단계를 완성한 상태에서 그 다음 단계의 운동과정으로써 코어근육을 활성화시킨 상태에서 다리나 팔을 움직이면서 코어근육의 활성화 상태를 계속 유지시켜나가는 운동이다.

다리 슬라이딩Sliding 운동 1

01. 시작자세
두 무릎을 굽히고 허리가 바닥에 닿은 상태를 유지한 채 바로 누워 양손을 배 위 복횡근 촉진 부위에 올려두고 동작 시행 중 복횡근 부위에 힘이 들어오는지를 확인하도록 한다.

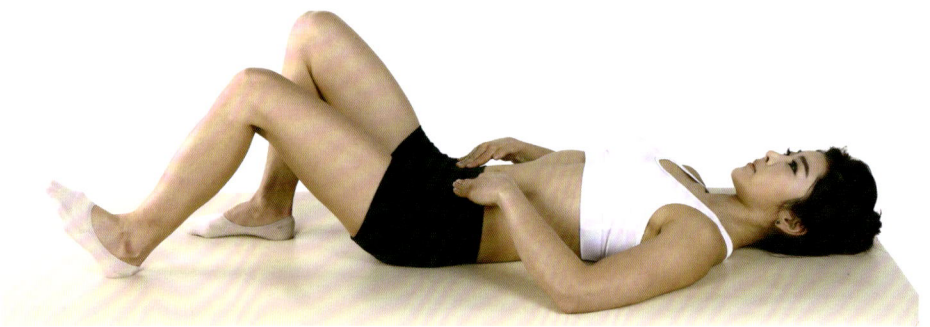

02. 동작 (1)

1 한쪽 다리를 굽힌 상태로 바닥에 대고 지지하면서 다른 한쪽 발뒤꿈치를 바닥에 붙인 채 천천히 앞으로 뻗었다가 제자리로 굽혀준다. 두 다리 모두 시행한다.

1-1

한쪽 다리를 뻗는다

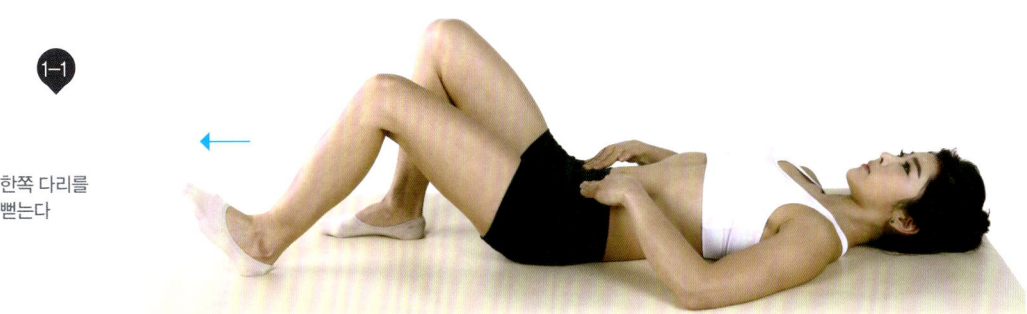

1-2

다리를 뻗은 자세

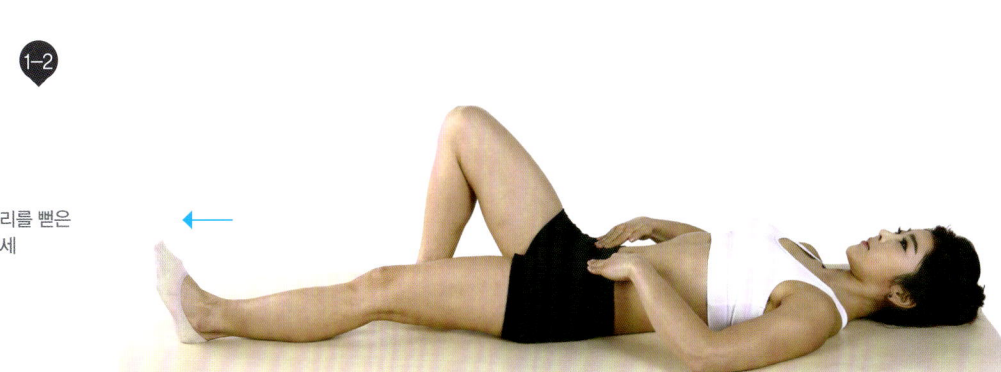

| 02. 동작 (2) | ❷ 한쪽 다리를 굽힌 상태로 바닥에 대고 지지하면서 다른 쪽 다리를 바닥에서 5cm 들어 올린 상태에서 무릎을 폈다 굽히는 동작을 한다.
이상의 두 동작을 좌우 교대로 10회씩 반복 시행한다. |

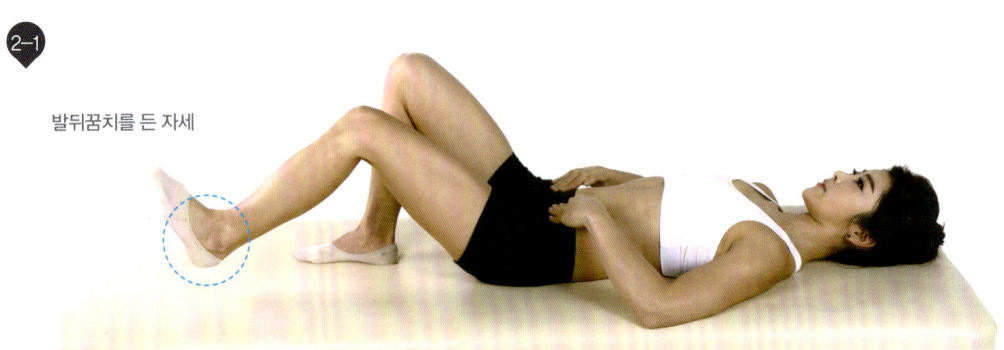

2-1 발뒤꿈치를 든 자세

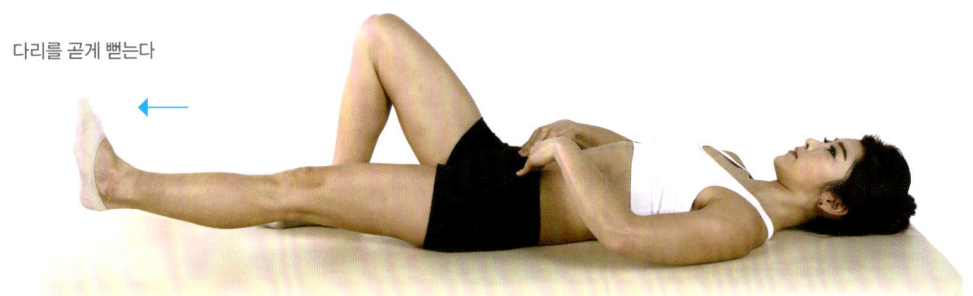

2-2 다리를 곧게 뻗는다

| 03. 효과 | 복횡근(코어근육) 강화 |

| 04. 주의사항 | 다리를 움직일 때 허리가 바닥에서 뜨지 않아야 하고 상체가 흔들리지 않도록 주의한다. |

| 05. Note | 매 단계별 동작마다 숨을 내쉰 상태에서 배꼽을 가볍게 뱃속으로 잡아당겨 복횡근을 수축시킨 상태를 유지해야 한다. 혼자서 운동할 때 양손을 복횡근 촉진 부위에 올려놓으면 자가 확인이 가능하다. |

다리 슬라이딩 Sliding 운동 2

01. 시작자세

두 무릎을 굽히고 허리가 바닥에 닿은 상태를 유지한 채 바로 누워 양손을 배 위 복횡근 촉진 부위에 올려두고 동작 시행 중 복횡근 부위에 힘이 들어오는지를 확인하도록 한다.

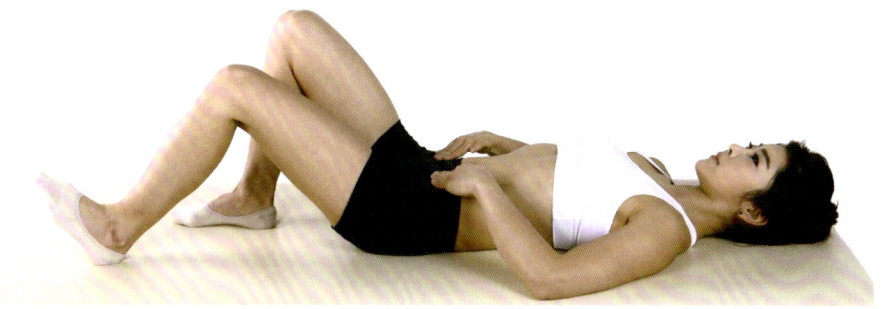

02. 동작 (1)

1 한쪽 다리를 바닥에서 5cm 들어 올린 상태에서 반대쪽 다리를 발뒤꿈치를 바닥에 붙힌 채 뻗은 후 다시 제자리로 굽혀준다.

1-1

움직이지 않는 다리만 들어 올린 상태

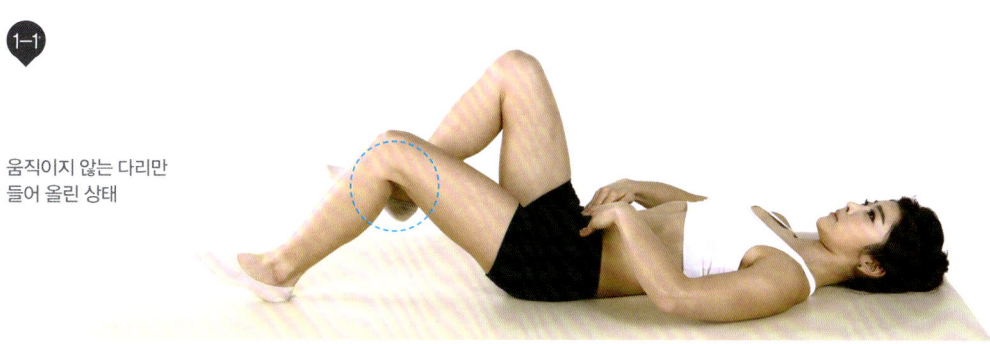

1-2

다리를 곧게 뻗는다

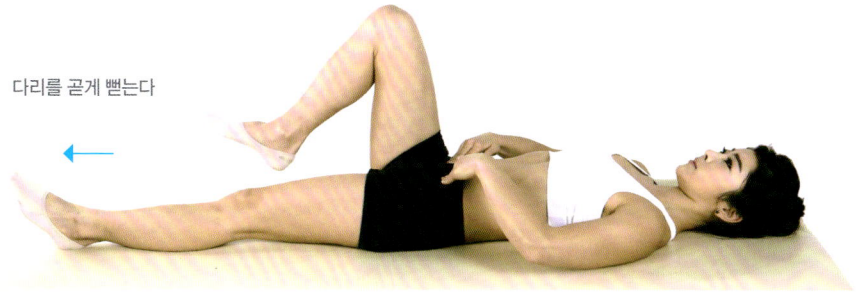

02. 동작 (2)

2 한쪽 다리를 여전히 바닥에서 떨어뜨려 들고 유지하면서 다른 쪽 다리 역시 바닥에서 5cm 들어 올린 상태에서 무릎을 폈다 굽히는 동작을 한다.
이상의 두 동작을 좌우 교대로 10회씩 반복 시행한다.

2-1

두 다리를 들어 올린 자세

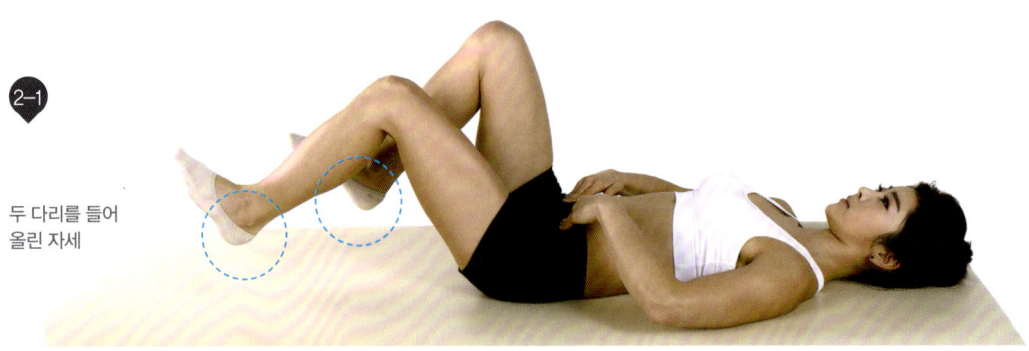

2-2

다리를 곧게 뻗는다

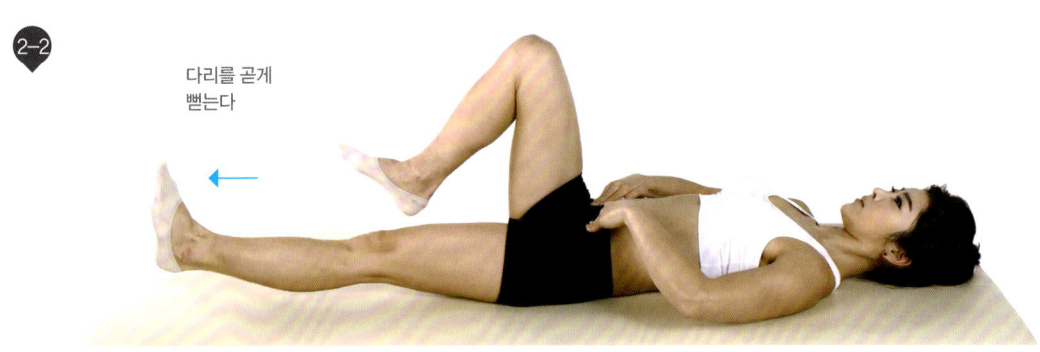

03. 효과
복횡근(코어근육) 강화

04. 주의사항
다리를 움직일 때 허리가 바닥에서 뜨지 않아야 하고 상체가 흔들리지 않도록 주의한다.

05. Note
매 단계별 동작마다 숨을 내쉰 상태에서 배꼽을 가볍게 뱃속으로 잡아당겨 복횡근을 수축시킨 상태를 유지해야 한다. 혼자서 운동할 때 양손을 복횡근 촉진 부위에 올려놓으면 자가 확인이 가능하다.

팔 들어올리기

01. 시작자세 두 무릎을 구부리고 허리가 바닥에 닿은 상태를 유지한 채 바로 누운 자세를 취한다.

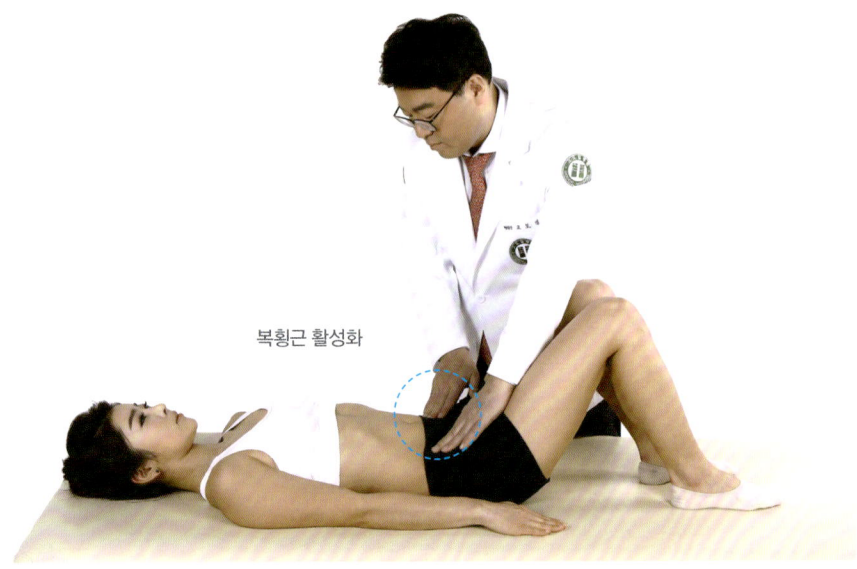

복횡근 활성화

02. 동작 상체를 바닥에 견고하게 붙이고 복횡근을 활성화시킨 상태를 유지하면서 팔을 머리 위로 들어 올렸다 내리는 동작을 반복 시행한다.

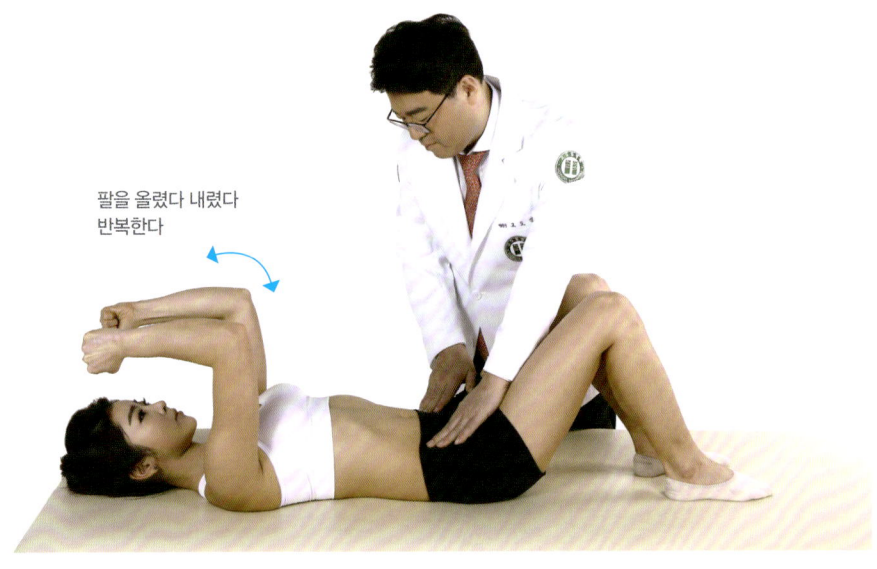

팔을 올렸다 내렸다 반복한다

03. 효과
복횡근(코어근육) 강화

04. 주의사항
팔을 움직일 때 상체가 바닥에서 움직이지 않도록 한다.

05. Note
매 동작마다 숨을 내쉰 상태에서 배꼽을 가볍게 뱃속으로 잡아당겨 복횡근을 수축시킨 상태가 유지되어야 한다. 혼자서 운동할 때 한 손을 복횡근 촉진 부위에 올려놓으면 자가 확인이 가능하다.

※ 자가코어운동
한 손으로 복횡근이 활성화된 상태를 확인하면서 다른 손을 들어 올렸다 내리는 동작을 반복한다.

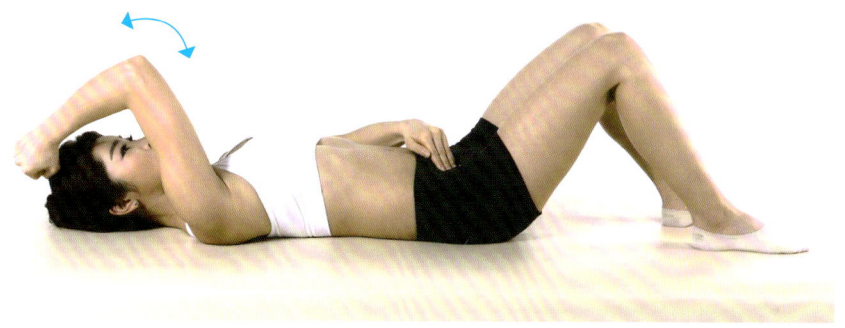

제자리 걷기

01. 시작자세

허리를 중립 상태로 유지한 채 바로 선 자세를 취한다.

복횡근과 다열근을 활성화시킨다

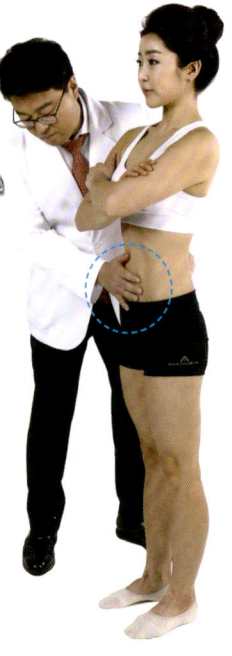

02. 동작

숨을 거의 다 내쉬고 복횡근을 활성화시킨 상태를 유지하면서 한쪽 다리를 제자리에서 들어 올렸다 내리는 동작을 양쪽 교대로 반복 시행한다.

상체 고정, 허리 중립 유지

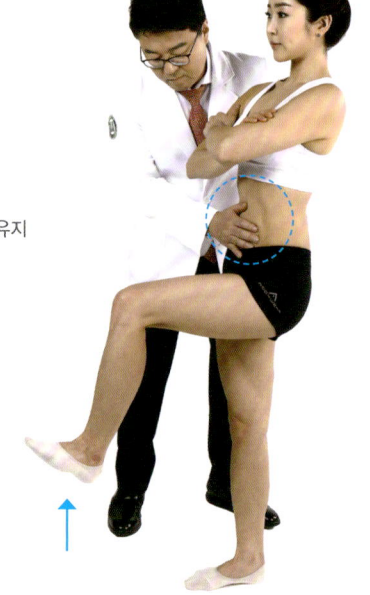

03. 효과 　복횡근과 다열근(코어근육) 강화

04. 주의사항 　다리를 움직일 때 상체가 움직이지 않고 허리는 중립 상태가 풀리지 않도록 주의한다.

05. Note 　매 동작마다 숨을 내쉰 상태에서 배꼽을 가볍게 뱃속으로 잡아당겨 복횡근을 수축시킨 상태를 유지해야 한다. 혼자서 운동할 때 양손을 복횡근 촉진 부위에 올려놓으면 자가 확인이 가능하다.

※자가코어운동 　한 손을 복횡근 위에 그리고 다른 한 손을 다열근 위에 올려놓고 이 근육들이 동시에 활성화되는 것을 확인하면서 제자리 걷기 동작을 시행한다.

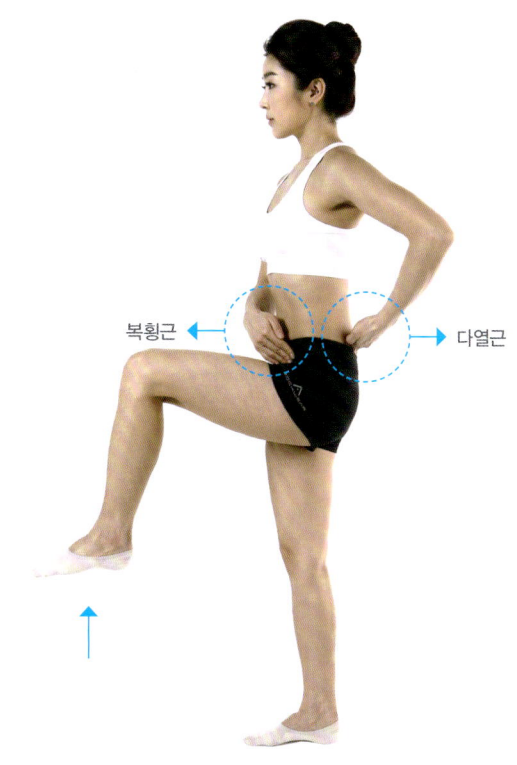

대합조개 동작

01. 시작자세
팔을 머리에 베고 허리를 중립 자세로 유지한 채 옆으로 누운 자세에서 위쪽 손은 몸 앞쪽 바닥에 짚어두고 두 다리는 모두 편하게 구부려둔다.

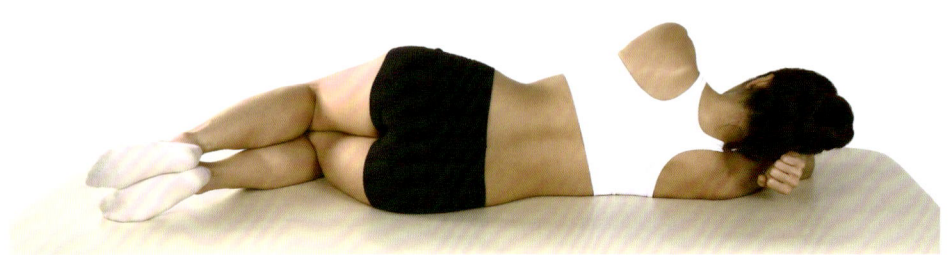

02. 동작
양발을 붙인 채 숨을 내쉬면서 조개가 입을 벌리듯이 천천히 위쪽 무릎만 들어 올렸다가 숨을 들이쉬면서 시작자세로 내려놓는다. 좌우 교대로 같은 동작을 10회씩 반복 시행한다. 이 동작이 가능하면 좀 더 힘든 동작으로 위에 있는 발을 약간 들어 올린 상태에서 같은 동작을 반복 시행해보도록 한다(동작 2-2).

2-1

무릎을 올릴 때
몸통 고정

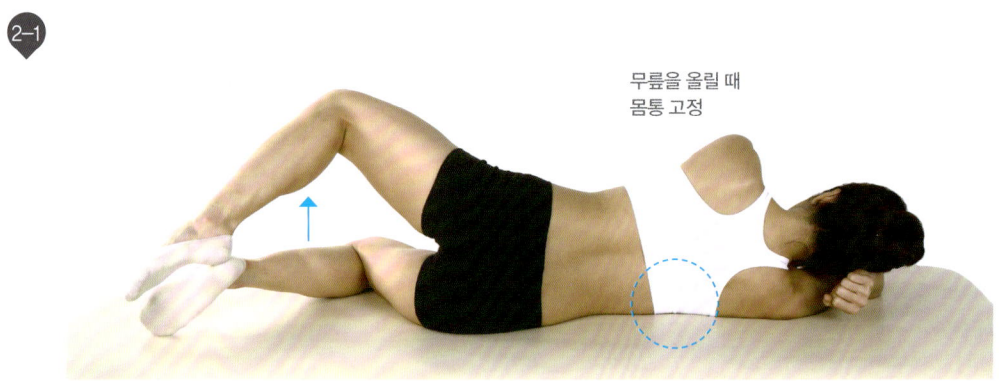

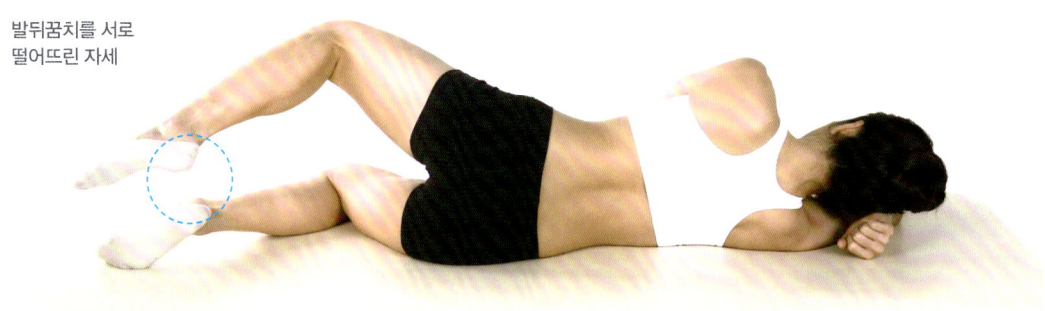

발뒤꿈치를 서로
떨어뜨린 자세

03. 효과 ▶ 둔근, 이상근과 다열근 강화, 천장관절 이완

04. 주의사항 ▶ 무릎을 들어 올릴 때 몸통에서 움직임이 일어나거나 골반이 따라 돌아가지 않도록 주의한다.

05. Note ▶ 허리를 중립 자세로 유지하도록 한다.

골반 뒤로 밀기

01. 시작자세
양팔을 펴서 손바닥으로 아래 바닥을 짚고 무릎을 꿇어 엎드려 기는 자세를 취하고 시술자는 골반을 움직여 허리를 중립 상태로 만들어준다.

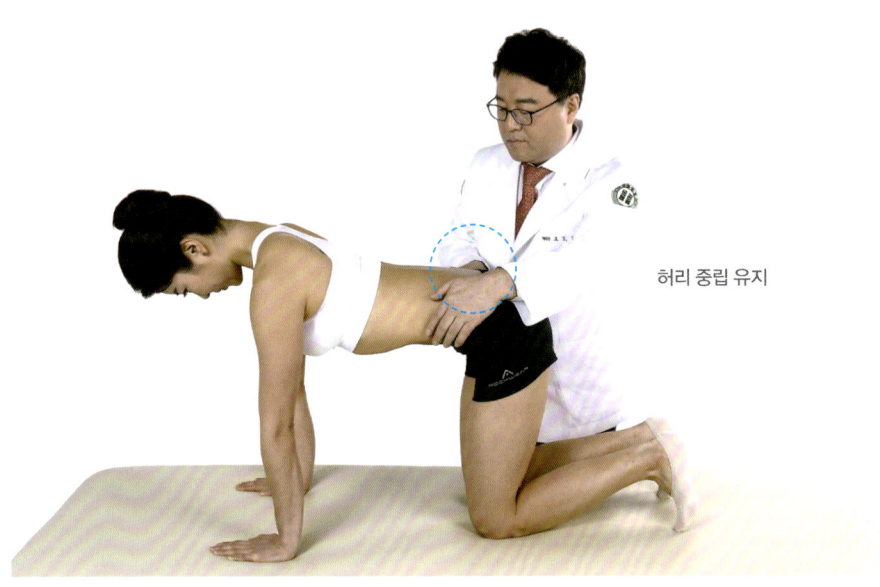

허리 중립 유지

02. 동작
허리를 중립 자세로 유지한 채 숨을 내쉬면서 복횡근을 수축시킨 상태에서 골반을 천천히 뒤로 미는 과정에서 허리에서 움직임이 일어나면 그 위치에서 동작을 멈추고 시작자세로 되돌아오게 한다. 이 동작을 10회 반복 시행한다.

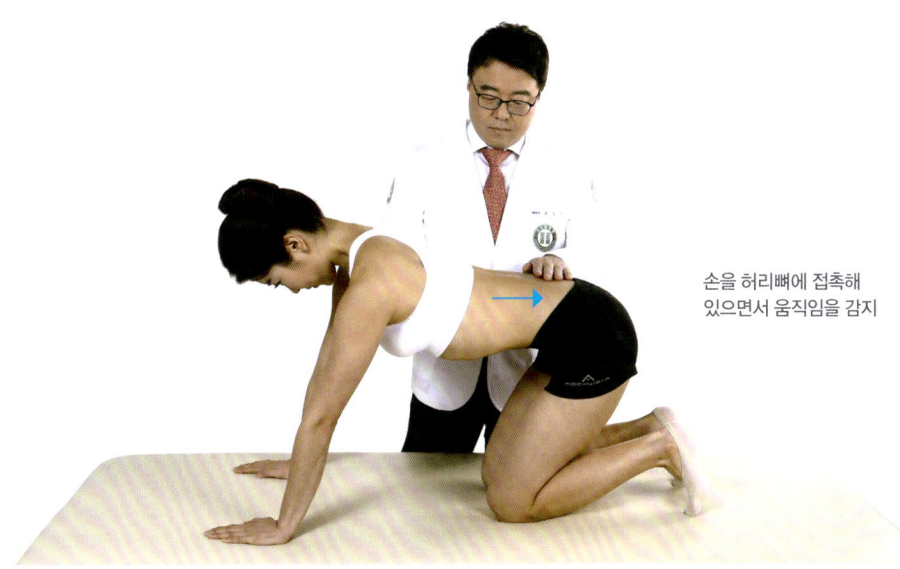

손을 허리뼈에 접촉해 있으면서 움직임을 감지

03. 효과

코어근육, 둔근, 복근, 견갑대 강화

04. 주의사항

손목 및 무릎 통증 환자는 금기사항이다. 골반을 뒤로 밀 때 요추에서 자극을 받아 움직임이 일어나지 않도록 주의한다.

05. Note

등이 불룩하게 튀어나오지 않도록 팔로 바닥을 밀어내는 힘을 유지하면서 몸속 심부 코어근육을 활성화시키고 허리는 중립 자세를 유지하도록 한다. 환자가 골반을 뒤로 움직일 때 허리에서 움직임이 일어나는 위치에서 동작을 멈추는 이유는 허리의 코어근육이 더 이상 작동하지 않아 허리에 안정성이 없기 때문이다.

골반 앞으로 밀기

01. 시작자세 골반 뒤로 밀기의 시작자세와 마찬가지로 양팔을 펴서 손바닥으로 바닥을 짚고 무릎을 꿇어 엎드려 기는 자세를 취한다.

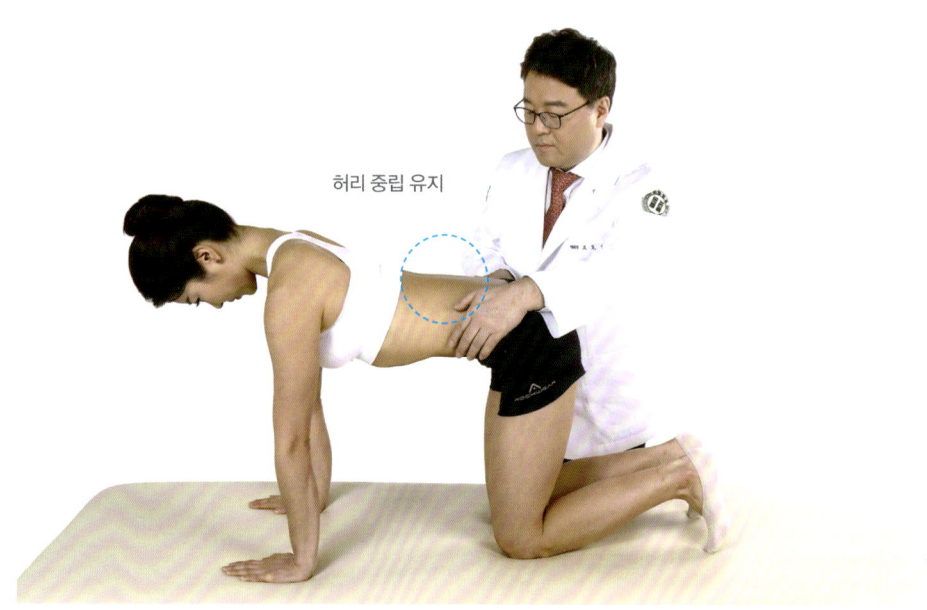

허리 중립 유지

02. 동작 허리를 중립 자세로 유지한 채 숨을 내쉬면서 복횡근을 수축시킨 상태에서 골반을 천천히 앞으로 미는 과정에서 허리에서 움직임이 일어나면 그 위치에서 동작을 멈추고 시작자세로 되돌아오게 한다. 이 동작을 10회 반복 시행한다.

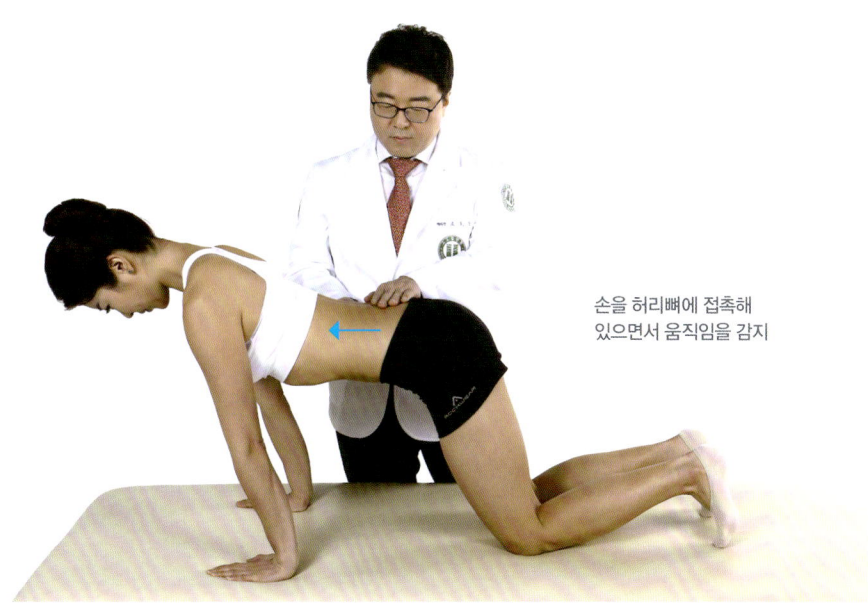

손을 허리뼈에 접촉해 있으면서 움직임을 감지

03. 효과

코어근육, 둔근, 복근, 견갑대 강화

04. 주의사항

손목 및 무릎 통증 환자는 금기사항이다. 골반을 앞으로 밀 때 요추에서 자극을 받아 움직임이 일어나지 않도록 주의한다.

05. Note

등이 불룩하게 튀어나오지 않도록 팔로 바닥을 밀어내는 힘을 유지하면서 몸속 심부 코어근육을 활성화시키고 허리는 중립 자세를 유지하도록 한다. 환자가 골반을 앞으로 움직일 때 허리에서 움직임이 일어나는 위치에서 동작을 멈추는 이유는 허리의 코어근육이 더 이상 작동하지 않아 허리에 안정성이 없기 때문이다.

제3장
안정성 운동
Closed chain exercise

안정성 운동은 요통 환자의 경우 지엽적 분절성 운동이 완성된 다음에 시행하는 운동 프로그램이다.

1단계

골반기저근 활성화

01. 시작자세
두 무릎을 구부리고 양팔을 굽혀 손을 배 위에 가볍게 올려놓은 채 바로 누운 자세를 취한다.

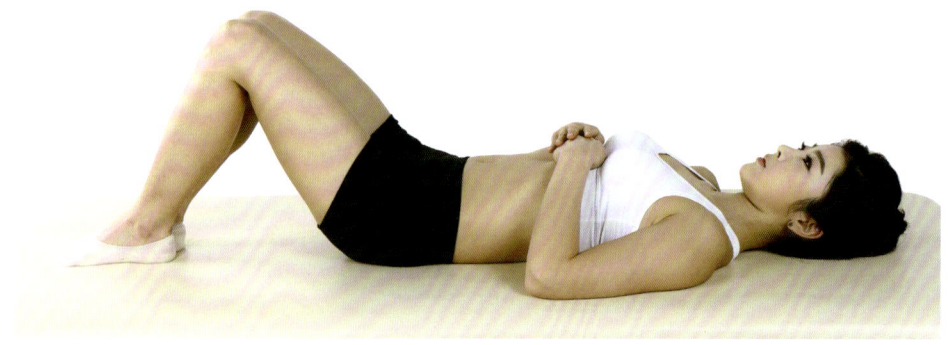

02. 동작

숨을 들이쉬면서 배를 부풀렸다가 내쉬면서 복부가 바닥에 달라붙는 느낌으로 배에 힘을 준다. 배에 힘을 주면 골반이 뒤로 기울어진다. 허리가 바닥에 닿도록 압박을 가해 밀어내려 5초간 유지한 후 숨을 들이쉬면서 시작자세로 되돌아온다. 이 동작을 5회 반복 시행한다.

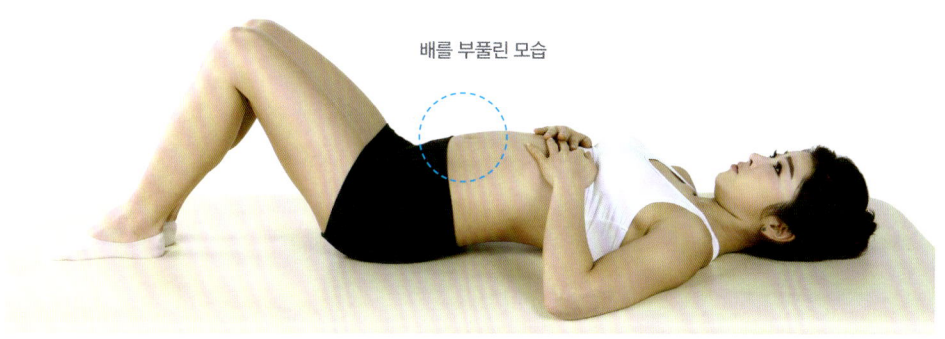

배를 부풀린 모습

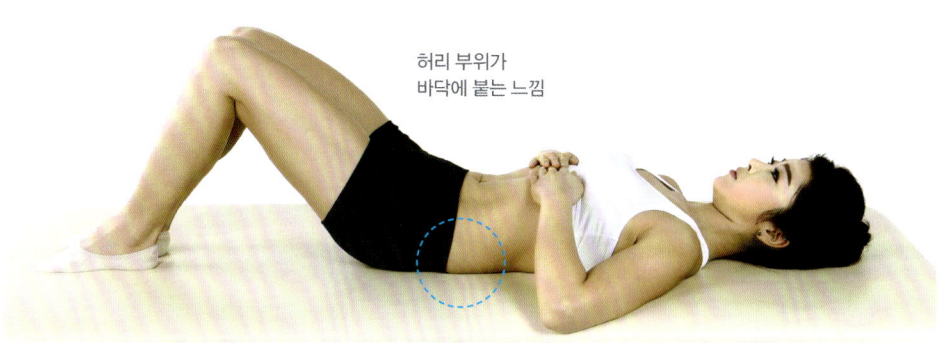

허리 부위가 바닥에 붙는 느낌

03. 효과

코어근육 활성화

04. 주의사항

상체는 이완된 상태를 유지해야 하고 허리 부위의 척추를 이용해 허리를 바닥으로 누르지 않도록 주의한다.

05. Note

복부 깊숙한 곳에서 복횡근이 수축하며 활성화되는 것을 느껴보도록 한다. 내쉬는 호흡에 복부를 수축시키고 엉덩이 근육에 힘을 주어 엉덩이가 약간 들리도록 해도 좋다.

엎드려 누워 한쪽 다리 들어올리기

01. 시작자세   엎드린 자세에서 양팔은 귀 옆 머리 위로 나란히 들어 올려놓고 두 다리를 똑바로 편 자세를 취한다.

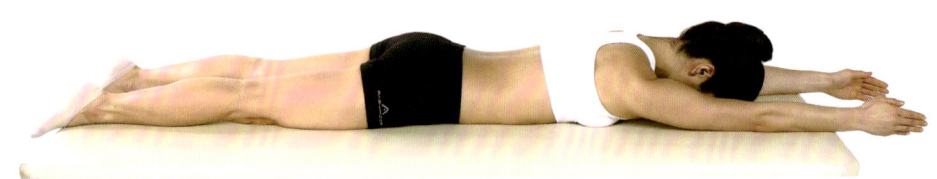

02. 동작   숨을 들이쉬었다가 내쉬면서 복부에 힘을 주어 골반이 바닥에서 들리지 않도록 안정화한 상태에서 한쪽 다리를 뒤로 가볍게 들어 올려 5초간 유지한 후 숨을 들이쉬면서 시작자세로 내려놓는다. 좌우 교대로 같은 동작을 10회씩 반복 시행한다.

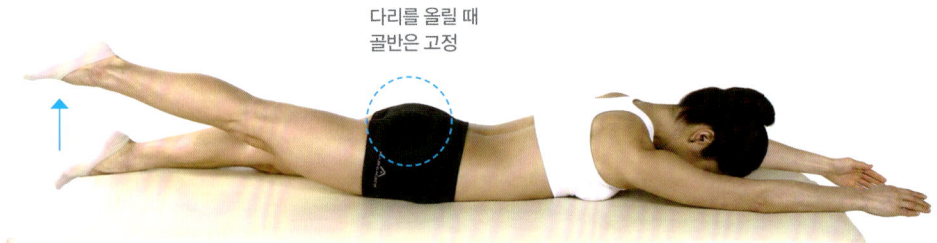

다리를 올릴 때
골반은 고정

03. 효과   코어근육, 대둔근, 척추기립근 강화

04. 주의사항   다리를 들어 올릴 때 골반이 바닥에서 들리거나 허리에서 과신전이 일어나지 않도록 한다. 들어 올린 다리를 제외한 팔다리는 움직이지 않도록 하고 목에 힘이 들어가지 않아야 한다.

05. Note   다열근과 복횡근이 활성화되면서 허리 근육이 강화됨에 따라 허리 척추의 안정화에 많은 도움이 된다. 복부 속 심부 복횡근이 활성화된 상태를 유지하도록 한다.

엎드려 누워 한쪽 팔 들어올리기

01. 시작자세
엎드린 자세에서 양팔은 귀 옆 머리 위로 나란히 들어 올려놓고 두 다리를 똑바로 편 자세를 취한다.

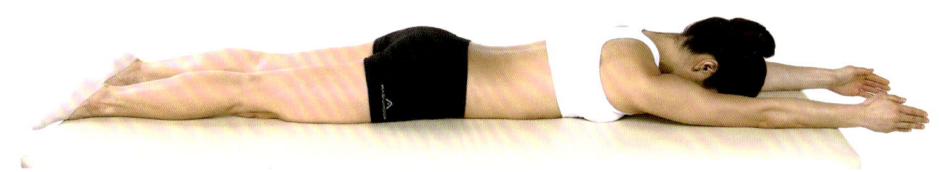

02. 동작
숨을 내쉬면서 복부에 힘을 주어 골반이 바닥에서 들리지 않도록 안정화한 상태에서 한쪽 팔을 위로 가볍게 들어 올려 5초간 유지한 후 숨을 들이쉬면서 시작자세로 내려놓는다. 좌우 교대로 같은 동작을 10회씩 반복 시행한다.

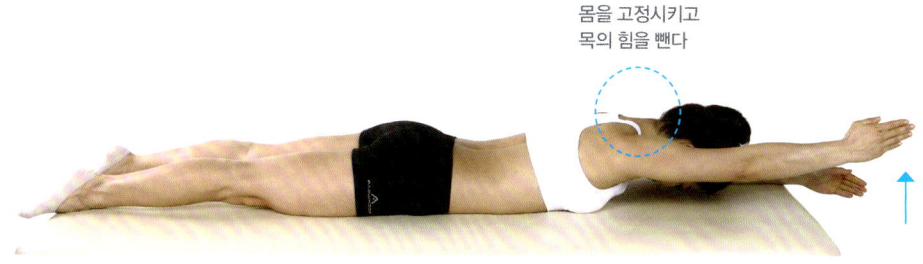

03. 효과
코어근육, 척추기립근, 어깨 신근 강화

04. 주의사항
팔을 들어 올릴 때 가슴이 바닥에서 들리지 않도록 한다. 들어 올린 팔을 제외한 팔 다리는 움직이지 않도록 하고 목에 힘이 들어가지 않아야 한다.

05. Note
다열근과 복횡근이 활성화되면서 허리 근육이 강화됨에 따라 허리 척추의 안정화에 많은 도움이 된다. 동작이 익숙해지면서 팔과 함께 머리와 가슴을 동시에 들어주면 더 강한 자극을 줄 수 있다. 복부 속 심부 복횡근이 활성화된 상태를 유지하도록 한다.

2단계

브리지Bridge 자세

01. 시작자세

상체를 바닥에 붙이고 편안한 자세로 바로 누운 후 두 무릎은 굽혀 어깨너비만큼 벌려놓고 양팔은 손바닥을 바닥으로 향하게 하여 몸 옆에 나란히 둔다.

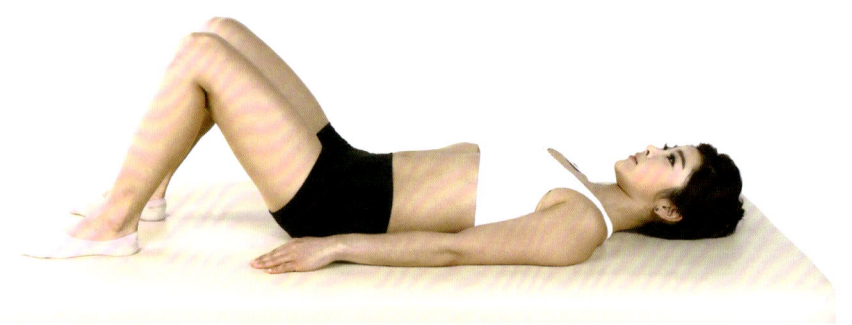

02. 동작

숨을 내쉬면서 복부에 힘을 주고 몸통을 꼬리뼈부터 시작하여 천천히 들어 올려 몸이 바닥과 대각선으로 경사진 모양을 만든 상태에서 5초간 유지한다. 이때 엉덩이가 허리보다 높이 올라오도록 하고, 내쉬는 호흡에 등부터 천천히 시작자세로 몸을 내린다. 이 동작을 5회 반복 시행한다.

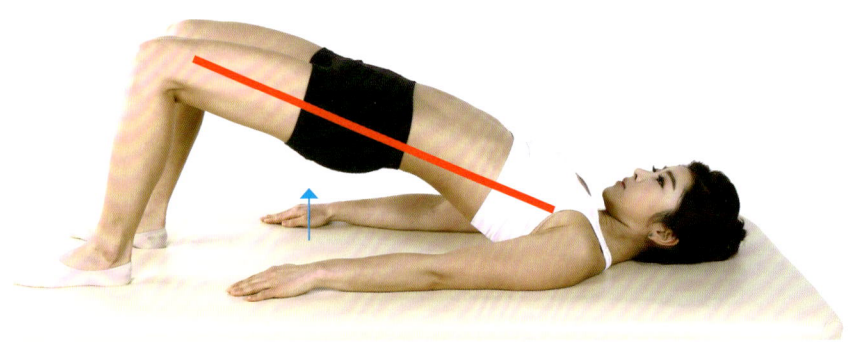

엉덩이를 천천히 올려준다

03. 효과 코어근육, 둔근, 복근 강화

04. 주의사항 급격하게 힘을 주어 엉덩이를 들어 올리면 허리에 통증이 발생할 수 있다.

05. Note 허리가 꺾이지 않고 허벅지와 상체가 일직선을 이룰 수 있도록 복부와 엉덩이에 힘을 꽉 주고 동작을 시행한다. 복부 속 심부 복횡근이 활성화된 상태를 유지하도록 한다.

바로 누워 상체 들어올리기

01. 시작자세 등을 붙이고 똑바로 누워 한쪽 다리는 굽히고 반대편 다리는 편 상태에서 양손을 허리 밑에 넣어 허리 만곡을 지지한다.

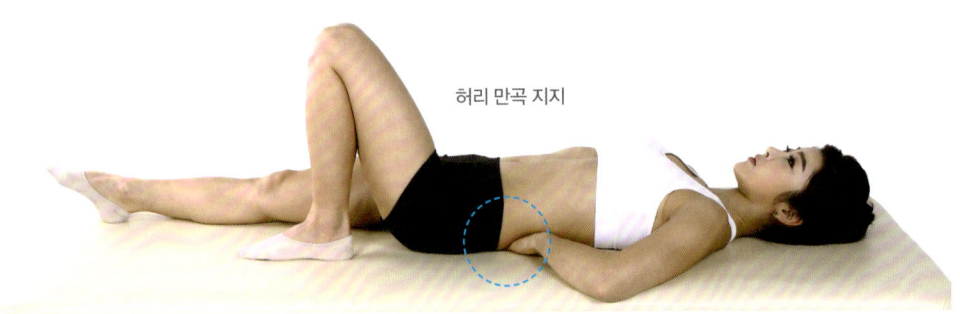

허리 만곡 지지

02. 동작 숨을 내쉬면서 복부에 힘을 주고 머리와 상체를 동시에 천천히 들어 올려 5초간 유지한 후 시작자세로 내린다. 다리를 좌우 교대로 바꿔가면서 같은 동작을 5회씩 반복 시행한다.

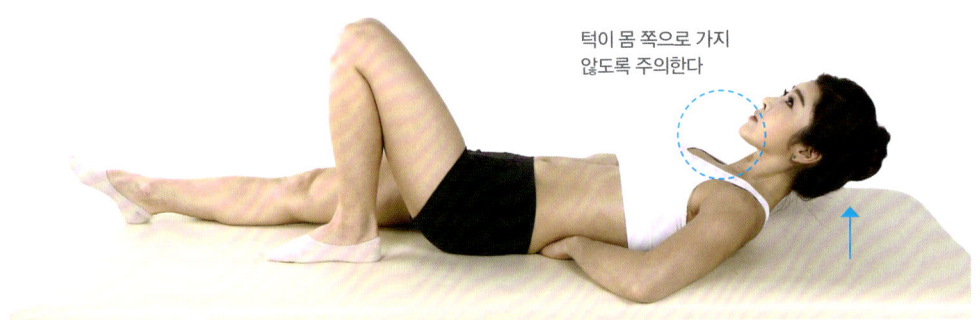

턱이 몸 쪽으로 가지 않도록 주의한다

03. 효과 복횡근, 상복근 강화

04. 주의사항 머리와 목을 일체로 하여 상체의 어깨 부위까지만 약간 들어 올려야 한다. 머리를 숙이지 않도록 하고 골반에서 움직임이 일어나지 않아야 한다.

05. Note 복부 속 심부 복횡근이 활성화된 상태를 유지하도록 한다.

플랭크Plank 자세

01. 시작자세
양팔을 굽혀 손바닥이 바닥을 향하게 하여 어깨 옆 바닥에 놓고 두 다리를 모아서 편 채 엎드려 누운 자세를 취한다.

약간 머리를 든 자세

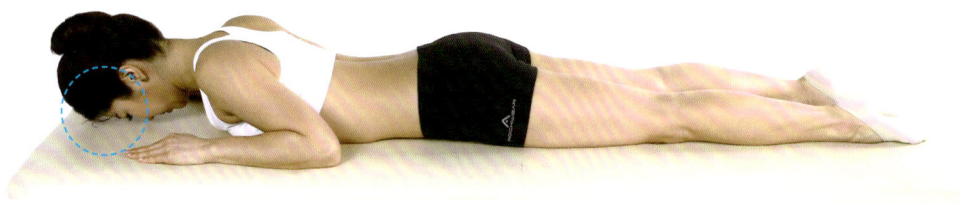

02. 동작
숨을 내쉬면서 발끝과 팔꿈치로 지지하며 복부와 엉덩이에 힘을 주고 몸을 바닥에서 들어 올려 10초간 유지한 후 시작자세로 내린다. 호흡은 동작 중 정상 호흡을 계속 유지한다. 이 동작을 5회 반복 시행한다.

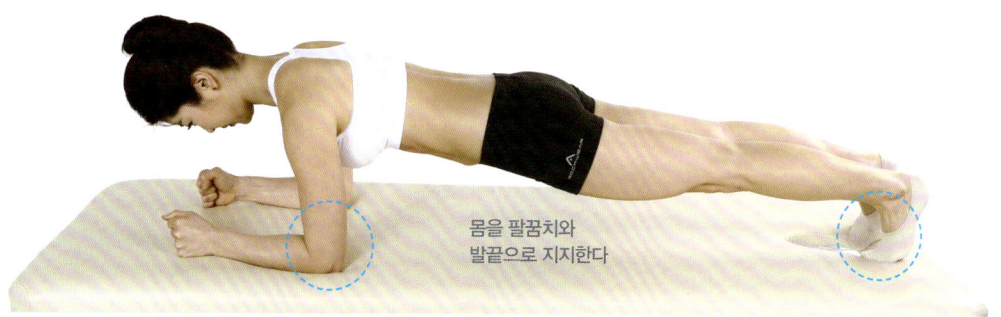

몸을 팔꿈치와 발끝으로 지지한다

03. 효과
코어근육, 견갑대, 대퇴근, 척추기립근, 복근 강화

04. 주의사항
엉덩이를 너무 높게 들어 허리가 구부정해지지 않도록 척추의 커브를 유지한다.

05. Note
머리, 몸통과 다리가 일직선을 이루고 얼굴이 바닥을 향하도록 한다. 허리는 중립 자세를 유지하고 몸속 심부 코어근육의 활성화를 유지하도록 한다.

사이드 플랭크 Side Plank

01. 시작자세

옆으로 누운 상태에서 팔꿈치로 상체를 지지하여 들어 올린 후 아래쪽 무릎은 90도로 구부리고 위쪽 다리는 쭉 뻗으면서 엉덩이를 바닥에 붙인다.

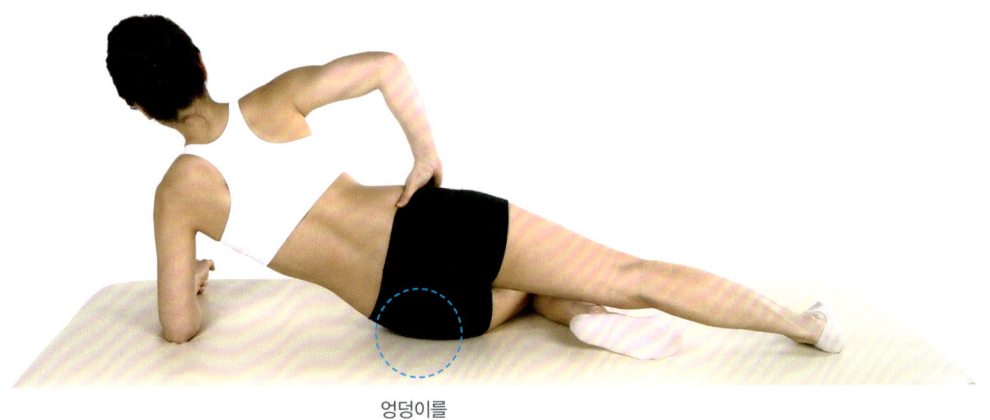

엉덩이를
바닥에 붙인다

02. 동작

숨을 내쉬면서 팔꿈치와 종아리만 바닥에 닿게 하고 엉덩이를 들어 올려 10초간 유지한 후 시작자세로 몸을 내린다. 호흡은 동작 중 정상 호흡을 계속 유지한다. 좌우 교대로 같은 동작을 10회씩 반복 시행한다.

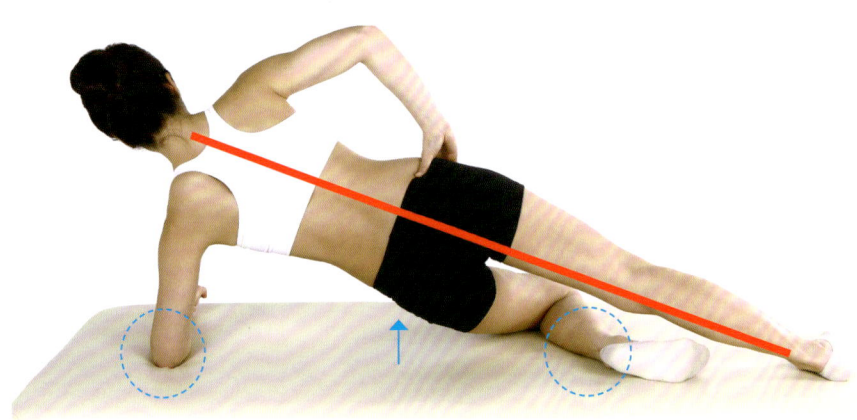

팔꿈치와 종아리 바닥에 고정

03. 효과 코어근육, 몸통 측면 근육 강화

04. 주의사항 지지하는 팔로 바닥을 미는 힘을 계속 유지하여 어깨에 과도한 힘이 들어가지 않도록 한다. 몸을 일직선으로 유지하고 몸에서 움직임이 일어나지 않도록 한다.

05. Note 어깨와 팔꿈치에 힘이 가해지므로 이들 부위에 문제가 있는 환자는 금기사항이다. 무릎을 구부린 자세에서 동작이 익숙해지면 두 다리를 쭉 펴고 발로 지지하는 자세로 시행한다.

제4장
가동성 운동
Open chain exercise

1단계

바로 누워 한 다리 내리기

01. 시작자세 바로 누워 양팔은 손바닥을 바닥으로 향하게 하여 몸 옆에 나란히 두고 두 다리는 모두 90도로 굽혀 들어 올린 자세를 취한다.

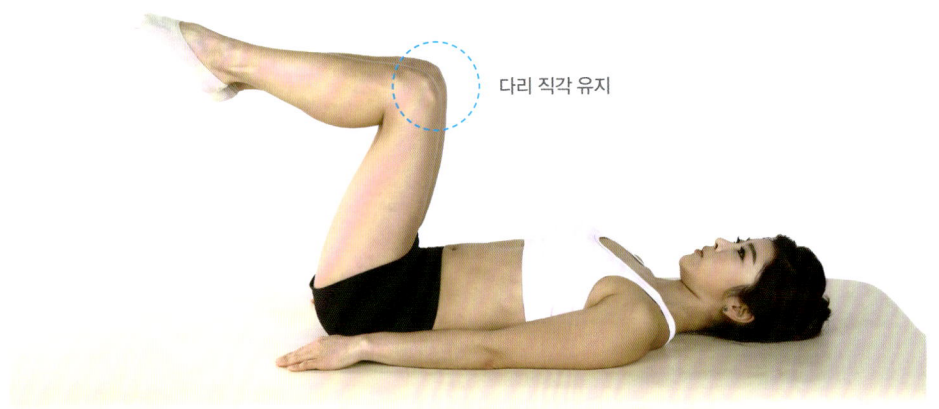

다리 직각 유지

02. 동작 ▸ 숨을 내쉬면서 복부에 힘을 주고 한쪽 다리는 그대로 유지한 채 다른 한쪽 다리만 천천히 아래로 내려 발끝으로 바닥을 터치하고는 숨을 들이쉬면서 시작자세로 되돌아온다. 좌우 교대로 같은 동작을 10회씩 반복 시행한다.

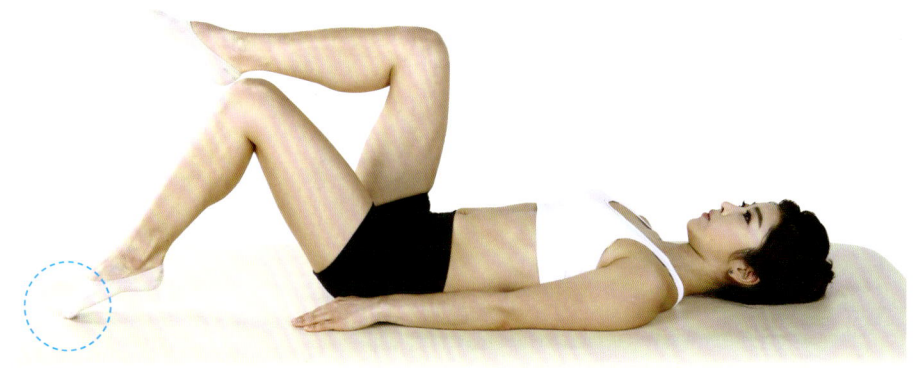

발끝 바닥 터치

03. 효과 ▸ 하복근 강화

04. 주의사항 ▸ 복부에 힘을 주어 골반을 바닥에 견고하게 안정화하고 다리를 내릴 때 허리가 바닥에서 들리지 않도록 주의한다.

05. Note ▸ 아래로 내리는 다리는 90도로 굽힌 상태가 유지되어야 하고 복횡근도 수축된 상태가 유지되어야 한다. 무릎이 펴질수록 허리에 강한 힘이 가해져 부담이 될 수 있다.

변형된 전사 Warrior 자세

01. 시작자세 양발을 어깨너비의 두 배로 벌려 무릎을 굽히고 발은 팔(八)자 모양으로 밖으로 돌린 상태에서 양손을 양쪽 허리에 위치시켜 둔 채 바로 선 자세를 취한다.

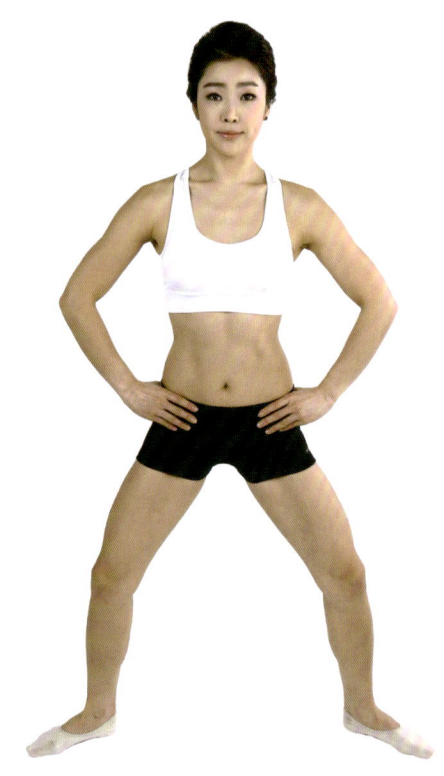

02. 동작 발뒤꿈치만 들었다가 내린다. 이 동작을 10회 반복 시행한다. 호흡은 동작 중 정상 호흡을 계속 유지한다.

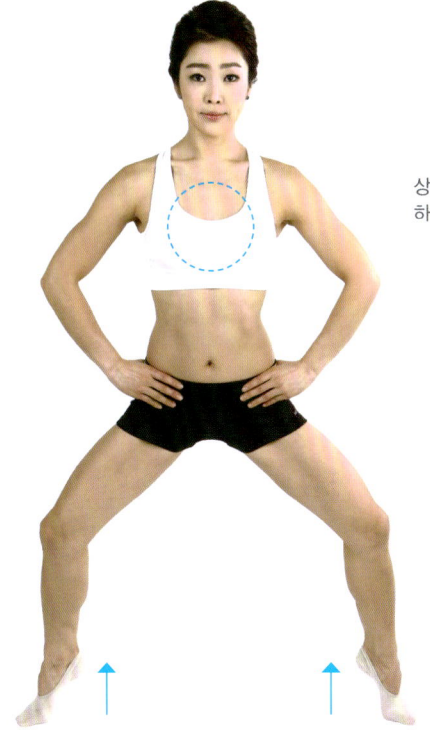

상체는 움직이지 않도록
하고 바닥과 수직을 이룬다

| 03. 효과 | 코어근육, 둔근, 다리 근육 강화 |

| 04. 주의사항 | 발뒤꿈치를 들었을 때 허리가 과도하게 젖혀지지 않고 바닥과 수직을 이루어야 하고 상체에서 움직임이 일어나지 않도록 주의한다. |

| 05. Note | 허리를 중립 자세로 유지하면서 몸속 심부 코어근육의 활성화를 느껴보도록 한다. 발을 많이 들어 하체에 힘을 과도하게 쓰기보다는 몸 전체를 들어 올리는 느낌으로 허리와 복부 전체의 힘을 느끼도록 한다. |

기는 자세에서 한쪽 팔 들어올리기

01. 시작자세 ▶ 양팔을 펴서 손바닥으로 어깨 아래 바닥을 짚고 무릎을 꿇어 엎드려 기는 자세를 취한다.

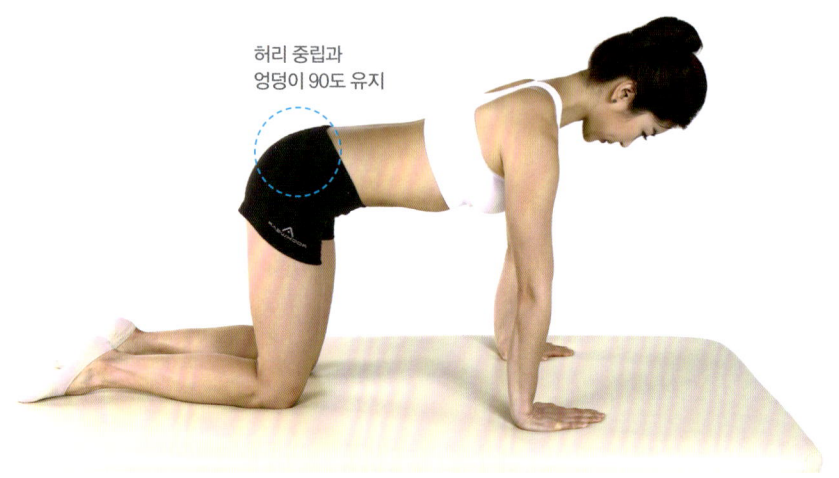

허리 중립과 엉덩이 90도 유지

02. 동작 ▶ 숨을 내쉬면서 복부에 힘을 주고 한쪽 팔을 바닥과 평행하게 귀 옆까지 전방을 향해 뻗어 올렸다가 숨을 들이쉬면서 시작자세로 내린다. 좌우 교대로 같은 동작을 10회씩 반복 시행한다.

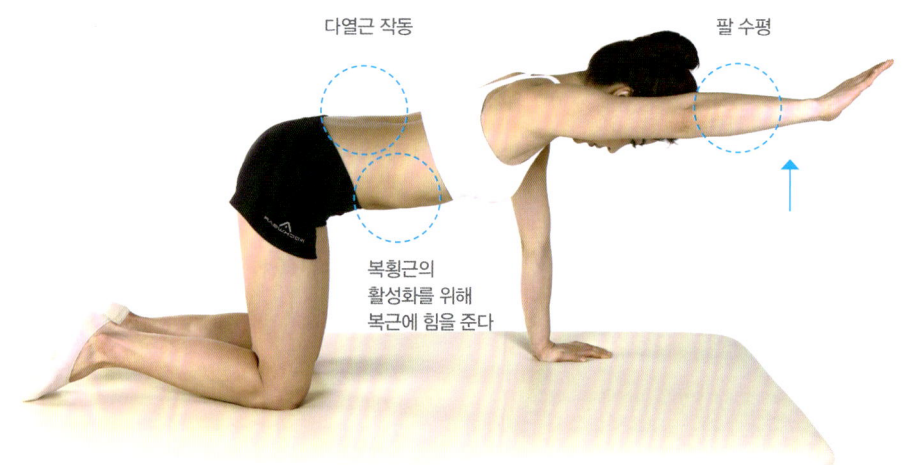

다열근 작동

팔 수평

복횡근의 활성화를 위해 복근에 힘을 준다

03. 효과

어깨관절 안정화, 코어근육 강화

04. 주의사항

자세를 유지할 때 등이 튀어나오지 않도록 양손으로 바닥을 밀어내는 힘을 주면서 지지하고 상체에서 움직임이 일어나지 않도록 한다.

05. Note

허리를 중립 자세로 유지하고 몸속 심부 코어근육의 활성화를 유지하도록 한다. 어깨관절이 안 좋은 사람은 팔을 들 때 손바닥이 안쪽을 바라보고 엄지손가락이 천장을 향하도록 들어준다.

기는 자세에서 한쪽 다리 들어올리기

01. 시작자세 ▶ 양팔을 펴서 손바닥으로 어깨 아래 바닥을 짚고 무릎을 꿇어 엎드려 기는 자세를 취한다.

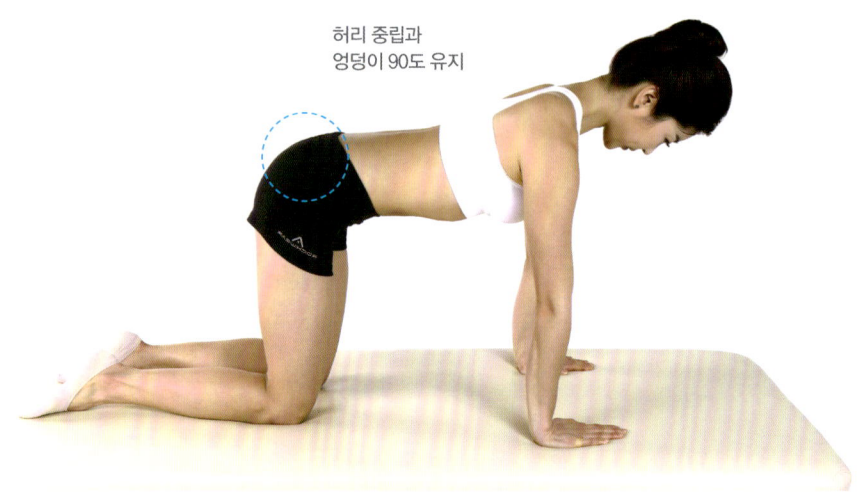

허리 중립과 엉덩이 90도 유지

02. 동작 ▶ 숨을 내쉬면서 복부에 힘을 주고 한쪽 다리를 바닥과 평행하게 후방으로 뻗어 들어올렸다가 숨을 들이쉬면서 시작자세로 내린다. 좌우 교대로 같은 동작을 10회씩 반복 시행한다.

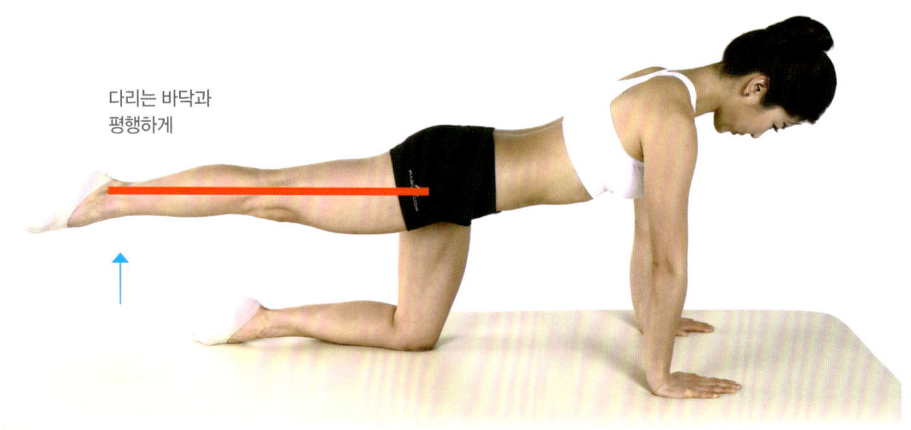

다리는 바닥과 평행하게

03. 효과   코어근육, 대둔근 강화

04. 주의사항   다리를 들어 올릴 때 허리가 과도하게 젖혀지지 않도록 하고, 등이 튀어나오지 않도록 양손으로 바닥을 밀어내는 힘을 주면서 지지하며, 상체에서 움직임이 일어나지 않아야 한다.

05. Note   허리를 중립 자세로 유지하고 몸속 심부 코어근육의 활성화를 유지하도록 한다.

2단계

다리로 원 그리기

01. 시작자세 두 다리는 굽히고 양팔은 손바닥을 바닥으로 향하게 하여 몸 옆에 나란히 둔 채 바로 누운 자세를 취한다.

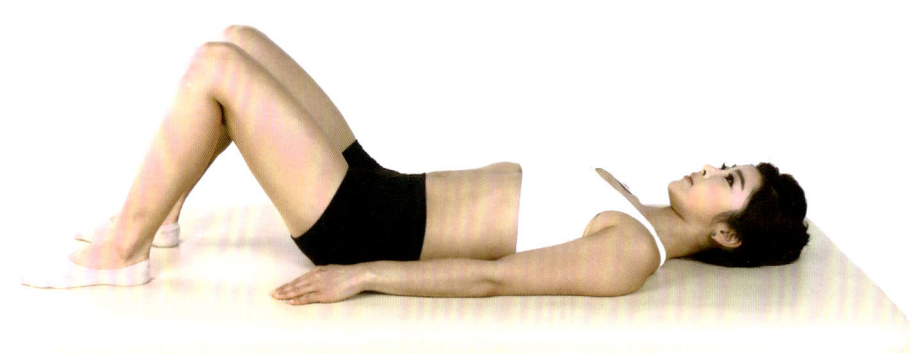

02. 동작 숨을 내쉬면서 복부에 힘을 주고 한쪽 다리를 쭉 펴서 바닥과 수직이 되게 들어 올려 발가락을 천장으로 뻗은 상태에서 다리로 작은 크기의 원을 그린 후 천천히 시작자세로 내려놓는다. 호흡은 동작 중 정상 호흡을 계속 유지한다. 좌우 교대로 같은 동작을 10회씩 반복 시행한다.

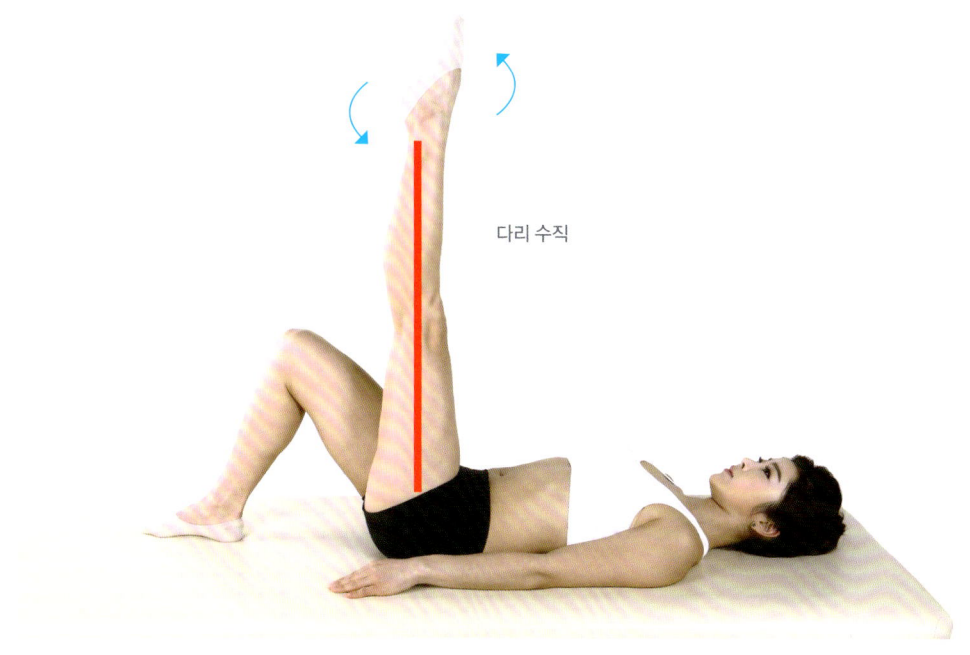

다리 수직

| 03. 효과 | 복근 강화 |

| 04. 주의사항 | 다리로 원을 그릴 때 팔다리가 아니라 복부의 힘을 사용하여 상체에서 움직임이 일어나지 않도록 안정화해야 한다. |

| 05. Note | 동작 전반을 통해 몸속 심부 코어근육의 활성화를 유지하도록 한다. 원은 시계 방향과 시계 반대 방향으로 골고루 그리도록 한다. |

옆으로 누워 한쪽 다리 들어올리기

01. 시작자세 ▶ 아래팔을 굽혀 손을 머리에 베고 옆으로 누운 자세에서 위쪽 손으로 몸 앞의 바닥을 짚어 균형을 잡고 두 다리는 쭉 뻗은 상태를 유지한다.

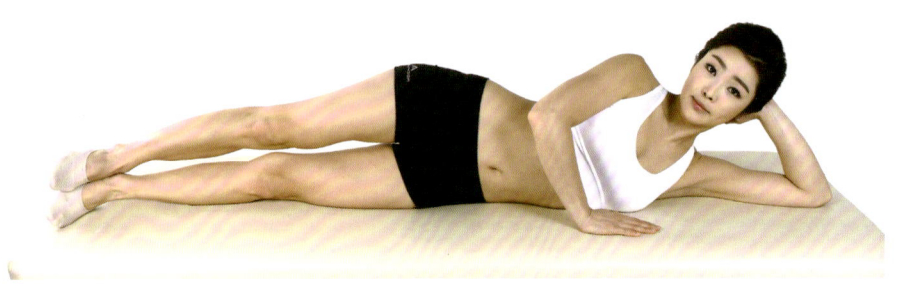

02. 동작 ▶ 숨을 내쉬면서 복부를 당긴다는 느낌으로 배에 힘을 주고 팔로 바닥을 눌러 상체를 지지하면서 위쪽 다리를 최대한으로 높이 들어 올렸다가 숨을 들이쉬면서 시작자세로 내려놓는다. 좌우 교대로 같은 동작을 10회씩 반복 시행한다.

다리를 올릴 때
몸의 균형 유지

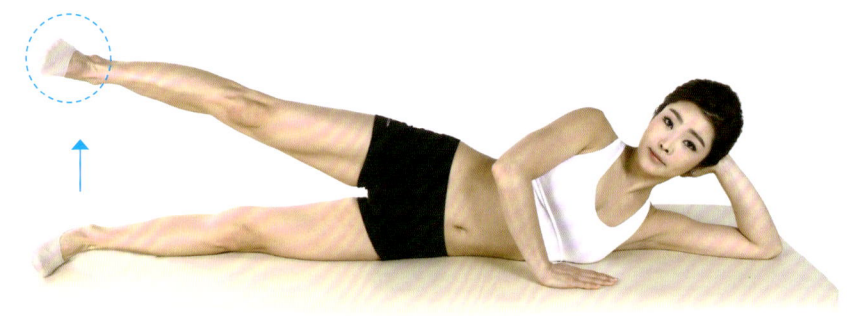

03. 효과 코어근육, 외/내전근, 복사근, 둔근 강화

04. 주의사항 다리를 들어 올릴 때 상체에서 움직임이 일어나지 않도록 주의한다.

05. Note 몸을 일직선으로 유지하고 다리의 힘과 함께 심부 코어근육을 활성화시키면서 움직임이 몸의 중앙에서 일어나도록 다리를 천천히 들어 올린다.

엎드려 누워 대각선 팔다리 들어올리기

01. 시작자세 양팔은 손바닥을 바닥으로 향하게 하여 귀 옆 머리 위로 뻗어 올려놓고 두 다리는 편 채 엎드려 누운 자세를 취한다.

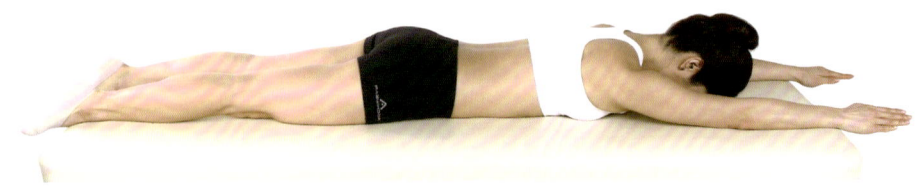

02. 동작 숨을 내쉬면서 복부에 힘을 주어 상체를 바닥에 견고하게 붙인 상태에서 서로 반대편의 팔과 다리를 동시에 천천히 들어 올린 후 숨을 들이쉬면서 시작자세로 내린다. 좌우 교대로 같은 동작을 10회씩 반복 시행한다.

왼팔과 오른쪽 다리가 서로 교차되게

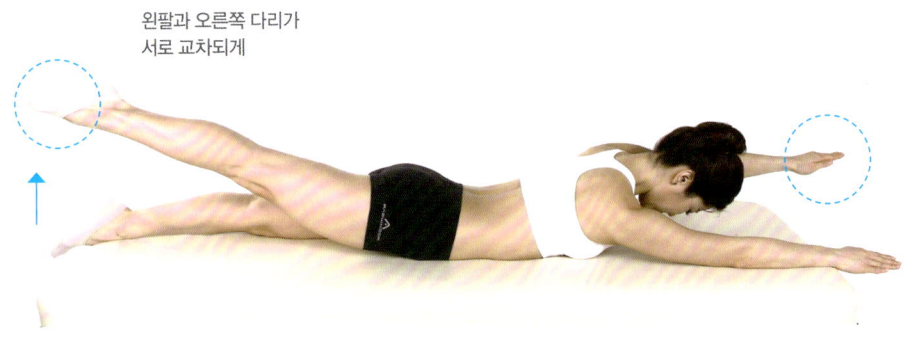

03. 효과 코어근육, 척추기립근과 대둔근 강화, 균형 감각 증대

04. 주의사항 허리가 과도하게 젖혀지지 않고 상체가 비틀어지지 않도록 주의한다.

05. Note 몸속 심부 코어근육의 활성화를 유지하고 몸의 중앙에서부터 움직임이 시작되어야 한다. 팔다리를 들 때 상체를 들면 복부와 요추에 강한 자극이 온다.

엎드려 누워 상체 들어올리기

01. 시작자세 두 다리를 모으고 양팔을 굽혀 손등을 이마에 댄 채 엎드려 누운 자세를 취한다.

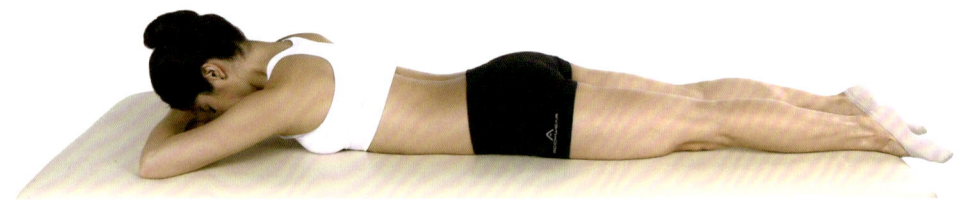

02. 동작 숨을 내쉬면서 상체를 머리와 일직선으로 유지한 채 척추를 최대한 늘이면서 상체를 바닥에서 천천히 들어 올린 후 숨을 들이쉬면서 시작자세로 내린다. 이 동작을 10회 반복 시행한다. 팔을 뻗은 상태에서 운동해도 된다.

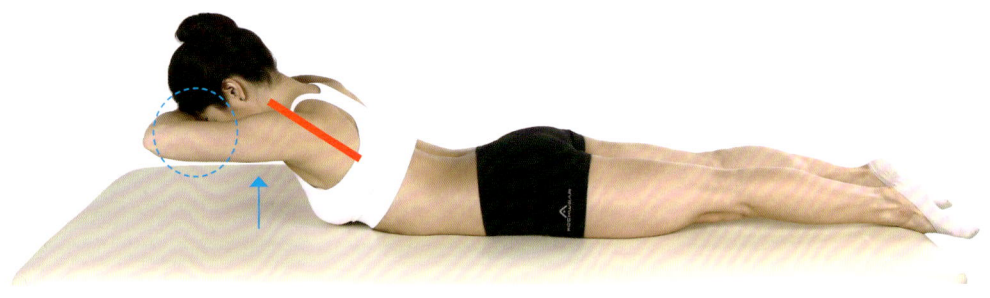

견갑골까지 올린다

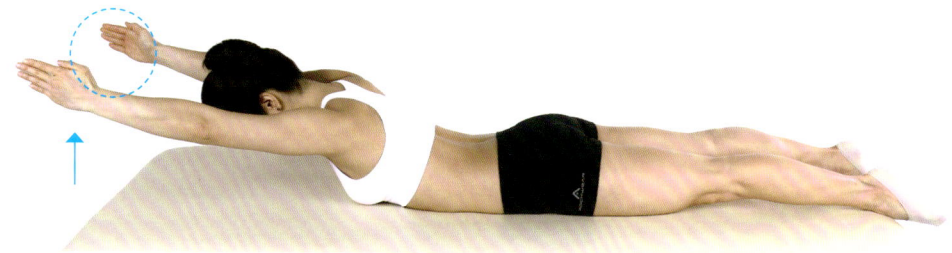

팔을 뻗은 자세

03. 효과   복근, 골반저근, 다열근, 둔근, 척추기립근 강화

04. 주의사항   척추관협착증 환자는 금기사항이다.

05. Note   엉덩이 근육에 힘을 주어 몸을 안정화하고 허리 근육은 분리되는 것을 느끼는 데 정신을 집중하도록 한다. 몸의 중앙에서부터 움직임이 시작되어야 한다.

사지 스트레칭

01. 시작자세   두 다리를 모으고 양팔을 귀 옆 머리 위로 뻗어 올린 채 바로 누운 자세를 취한다.

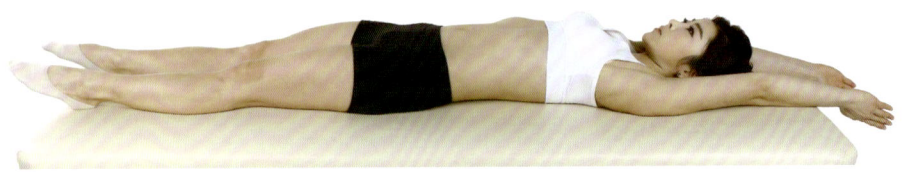

02. 동작   숨을 내쉬면서 복부에 힘을 주고 두 다리와 함께 상체를 바닥에서 약간 들어 올리고 팔을 천장 방향으로 뻗는다. 잠시 동작을 멈추고 숨을 들이쉬면서 시작자세로 되돌아온다. 이 동작을 10회 반복 시행한다.

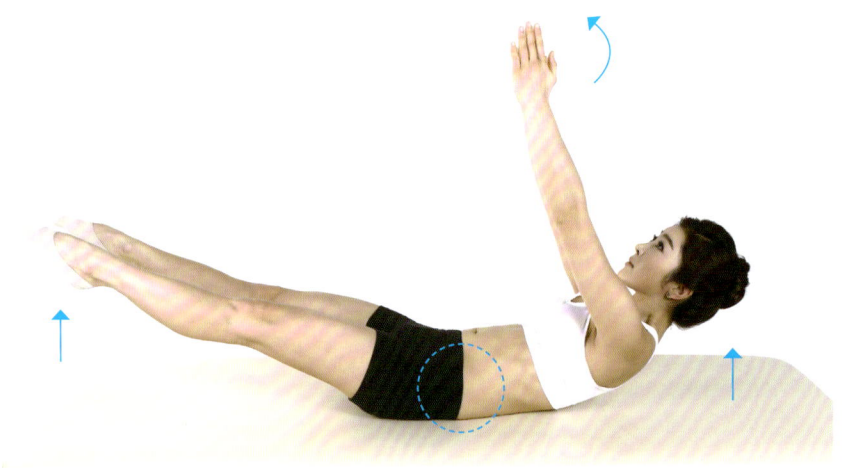

허리에 무리가 가지 않게 한다

03. 효과   코어근육, 복근 강화

04. 주의사항   다리와 상체를 너무 많이 들어 올려 허리에 무리가 가지 않도록 주의한다. 목이 아픈 사람은 양손이나 타월로 머리를 받치고 동작을 한다.

05. Note   목은 굽히지 않고 상체와 일직선을 이루도록 하고 몸의 중앙에서부터 움직임이 시작되어야 한다.

제5장
디스크 복원 운동
Disc reduction exercise

바로 누워 상체 비틀기

01. 시작자세   양팔을 몸 옆에 놓고 손바닥을 바닥으로 향하게 한 채 바로 누운 자세를 취한다.

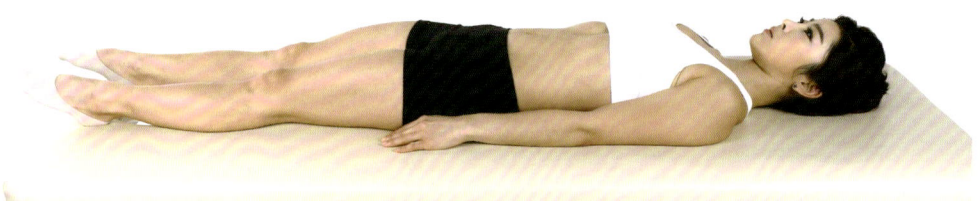

| 02. 동작 | 한쪽 다리를 90도로 굽혀서 들어 올린 다음 몸을 가로질러 옮겨 반대편의 바닥에 가볍게 내려놓고 10초간 유지한 후 시작자세로 되돌아온다. 좌우 교대로 같은 동작을 5회씩 반복 시행한다. |

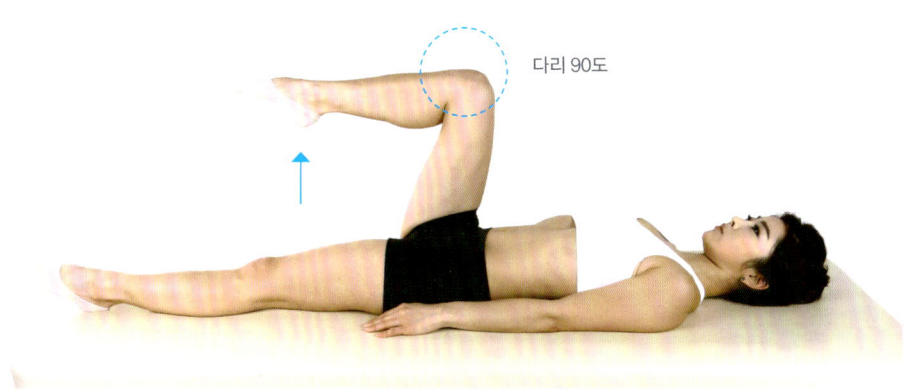

다리 90도

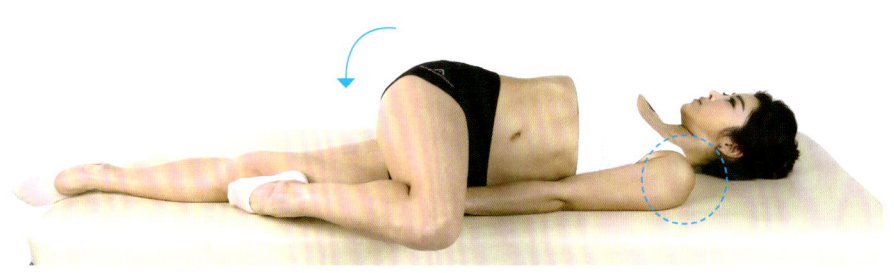

어깨 고정

| 03. 효과 | 코어근육, 복사근 이완, 허리 통증(디스크) 완화 |

| 04. 주의사항 | 동작의 전 과정에서 어깨는 바닥에 견고하게 안정화해야 한다. |

| 05. Note | 몸의 중앙에서부터 움직임이 시작되어야 한다. 컨디션에 따라 다리를 90도까지 들지 않아도 무방하다. |

엎드려 누워 상체 비틀기

01. 시작자세 양팔을 자연스럽게 앞으로 뻗은 채 엎드려 누운 자세를 취한다.

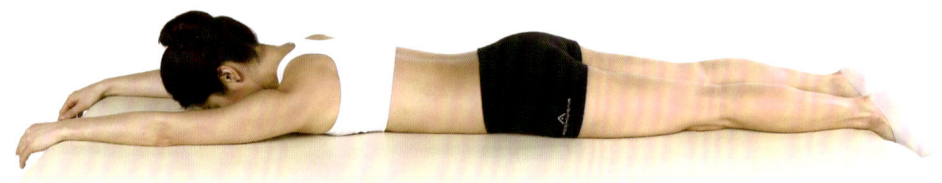

02. 동작 한쪽 무릎을 90도로 굽혀서 들어 올려 몸을 가로질러 옮겨 반대편의 바닥에 발을 가볍게 내려놓고 10초간 유지한 후 시작자세로 되돌아온다. 좌우 교대로 같은 동작을 5회씩 반복 시행한다.

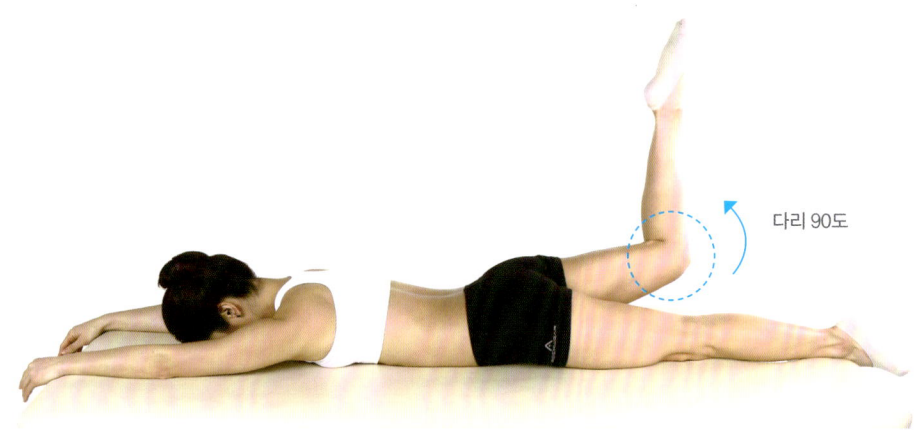

다리 90도

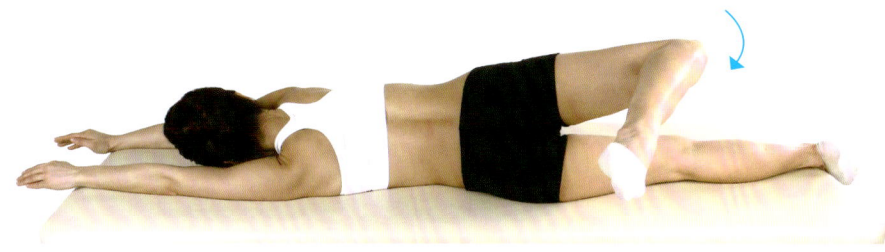

03. 효과   코어근육, 대둔근, 복사근 이완, 허리 통증(디스크) 완화

04. 주의사항   가슴은 골반이 뒤로 회전되면서 바닥에서 약간 들려야 한다.

05. Note   몸의 중앙에서부터 움직임이 시작되어야 한다.

엎드려 팔로 상체 들기

01. 시작자세 두 다리를 모으고 양팔을 굽혀 손바닥이 바닥으로 향하게 하여 몸 옆에 둔 채 얼굴을 바닥 쪽으로 해서 엎드려 누운 자세를 취한다.

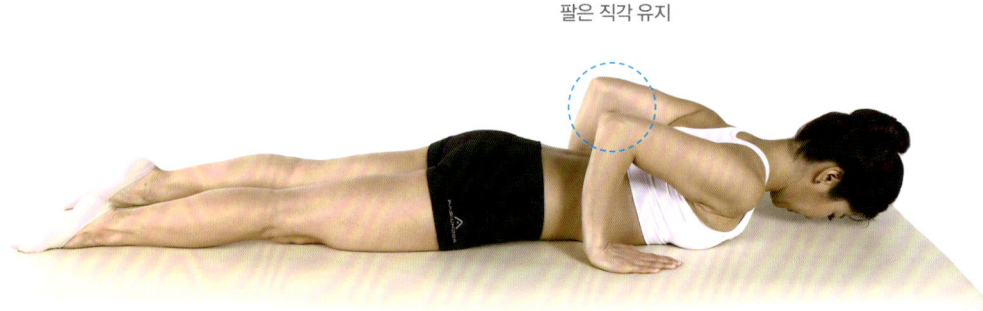

팔은 직각 유지

02. 동작 골반으로 바닥을 눌러 몸을 지지하고 숨을 내쉬며 팔을 최대한으로 뻗어 상체를 천천히 들어 올리면서 머리도 뒤로 젖혀 10초간 유지한 후 시작자세로 내려온다. 이 동작을 5회 반복 시행한다.

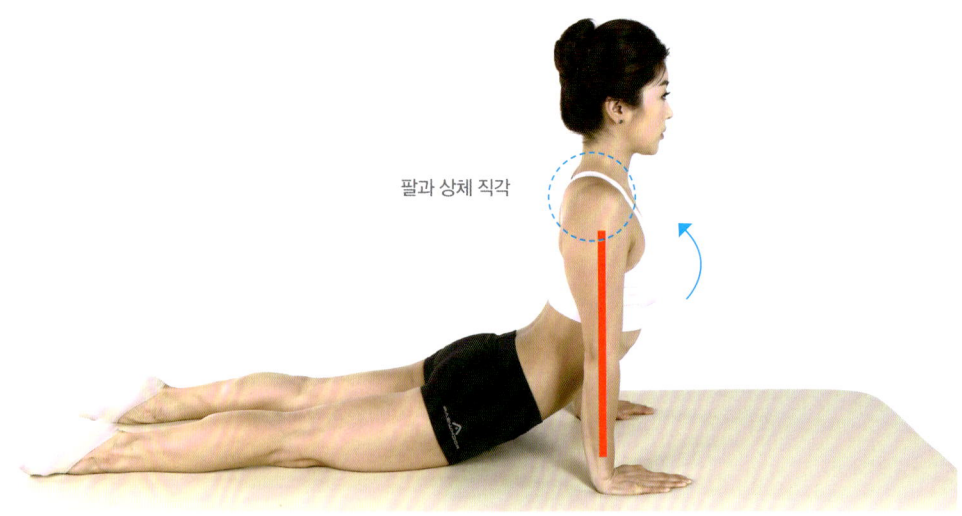

팔과 상체 직각

03. 효과 척추 유연성 증가, 복근과 흉근 스트레칭, 허리 통증(디스크) 완화

04. 주의사항 척추관협착증, 심한 허리 디스크탈출증 및 척추후관절증후군 환자는 금기사항이다. 디스크 환자는 동작 중 엉덩이에 통증을 느끼면 중단한다.

05. Note 양 손바닥은 어깨보다 아래에서 몸 가까이 위치시킨다. 처음에 이 동작이 힘들면 팔을 다 펴지 말고 팔꿈치를 굽혀 시작하도록 한다.

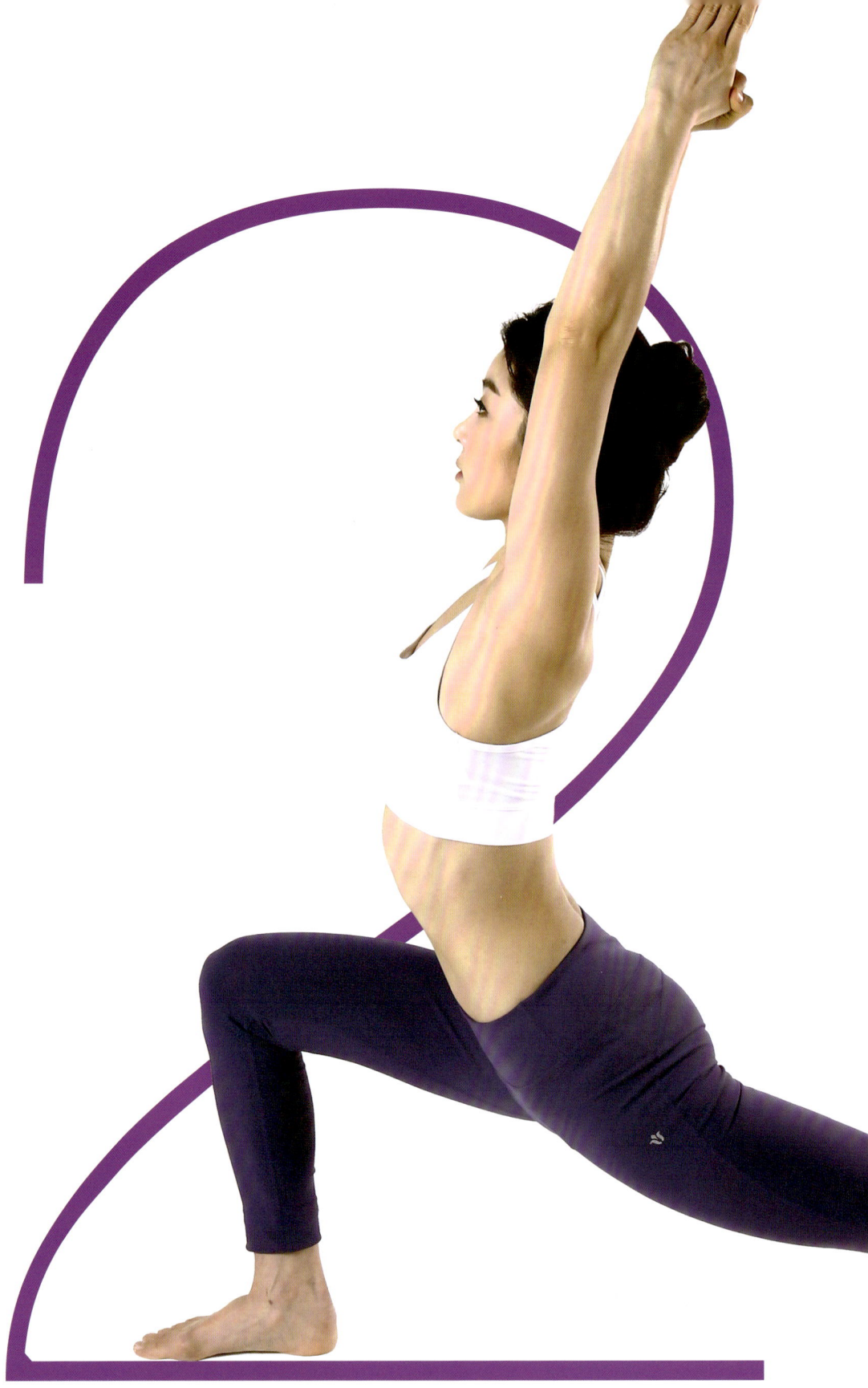

요통 환자를 위한 단계별 5가지 코어근육 강화 운동 프로그램

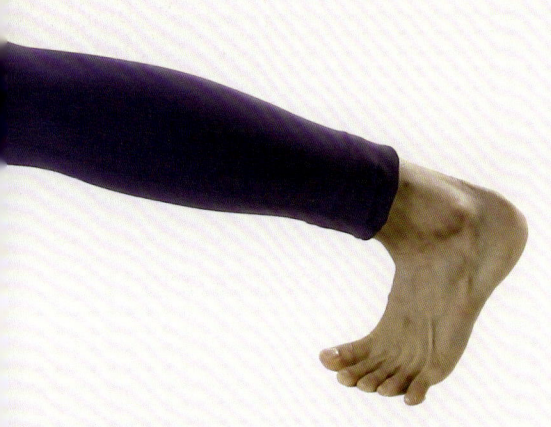

코어근육이 약하면 척추와 관절은 물론 우리가 만지거나 눈으로 확인 가능한 표재 근육에도 무리를 주어 손상을 입기 쉽다. 이에 따라 허리가 영향을 받으면 대표적으로 요추 질환이 유발될 수 있다. 특히 요통 환자는 이미 코어근육이 약해진 경우가 대부분이어서 더욱 코어근육 강화 운동이 필요하다.

꼭 요통 환자가 아니어도 코어근육 강화 운동을 통해 코어근육을 튼튼하게 유지하면 건강이나 몸매를 위해 즐겨하는 어떤 운동도 효과를 극대화할 수 있어 건강을 유지하는 것은 물론 멋진 몸매를 만들 수 있다.

이번 장에서는 코어근육 강화 운동의 종류를 강도와 난이도에 따라 1단계에서 5단계까지로 나누어 소개한다. 여기에 소개되어 있는 모든 운동은 코어근육뿐만 아니라 그들 근육을 지지해주는 다른 대근육까지도 강화해주고 신경계의 고유수용기를 훈련시켜 주어 허리 근육 강화 및 안정화에 도움을 준다.

또한 자세를 바르게 교정해주고 몸의 균형 감각까지 증대시켜 주는 운동으로 구성되어 있다. 그러나 운동의 종류에 따라 그 자세나 강도의 특성상 특정 질환을 가진 환자에게는 오히려 해가 될 수 있으므로, 운동을 시작하기 전에 각 운동에 해당하는 주의사항을 반드시 숙지하기 바란다.

운동은 반드시 단계별로 차근차근 진행해야 한다. 1단계부터 시작하고 점차 증가시켜 각 단계별로 완성시켜 가면서 가장 높은 5단계까지 시행하도록 한다. 운동 중 어느 단계에서라도 신체의 일부 부위에서 통증이나 불편함이 발생하면 무리하게 진행하지 말고 즉시 중단하도록 한다.

1단계

01

앉아서 전방 굴곡과 회전시키기

01. 시작자세 다리를 양옆으로 90도로 벌려 총 180도를 만든 다음 양팔 역시 어깨 높이에서 바닥과 평행하게 양옆으로 펼쳐놓은 채 앉은 자세를 취한다.

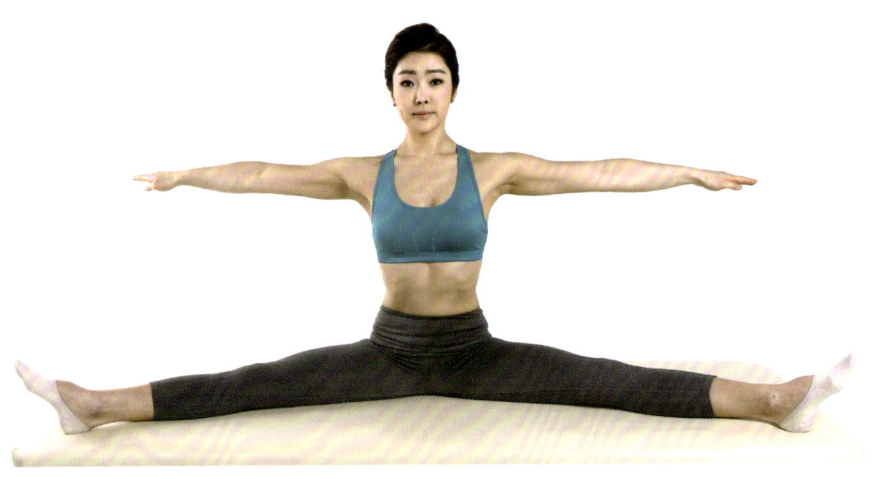

| 02. 동작 | 숨을 내쉬면서 몸통을 비스듬히 틀며 한쪽 팔을 반대편 발 쪽으로 가져가면서 숙여주고 얼굴은 반대 팔이 돌아가는 방향을 향하게 한다. 이때 고개만 숙이지 않도록 하고 가슴을 앞으로 미는 느낌으로 숙였다가 숨을 들이쉬면서 시작자세로 되돌아온다. 좌우 교대로 같은 동작을 10회씩 반복 시행한다. 움직임의 범위는 처음에는 손을 무릎까지, 잘되면 발끝까지 가져가도록 한다. |

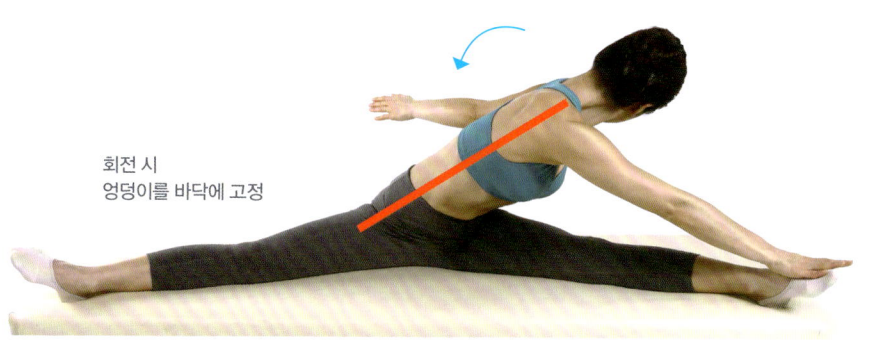

회전 시
엉덩이를 바닥에 고정

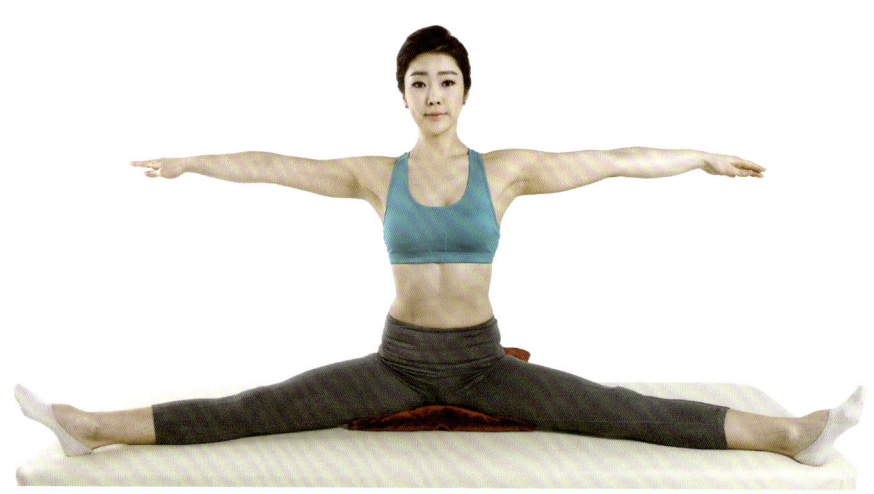

03. 효과	코어근육과 복사근 강화, 요방형근과 척추기립근 스트레칭
04. 주의사항	디스크 환자는 금기사항이다. 몸통을 회전시킬 때 엉덩이가 바닥에서 들리지 않도록 한다.
05. Note	골반기저근에 힘을 주어 엉덩이를 바닥에 밀착시키고 복부를 수축시키면서 상체를 최대한으로 굽힌다. 몸의 중앙에서부터 움직임이 시작되어야 한다. 무릎을 펴고 허리를 세우는 자세가 안 되는 경우에는 베개나 방석에 앉아서 시행한다.

팔을 든 브리지Bridge 자세

01. 시작자세 ▶ 바로 누운 자세에서 양팔은 손바닥을 바닥으로 향하게 하여 몸 옆에 나란히 두고 두 다리는 90도 각도로 무릎을 굽히고 골반너비만큼 벌린다.

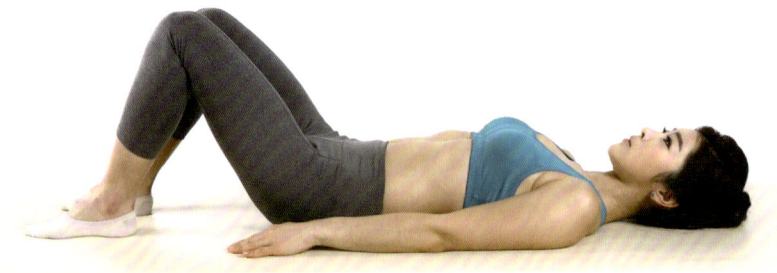

02. 동작 ▶ 팔로 바닥을 밀며 상체를 지지하고 숨을 내쉬면서 골반부터 시작하여 상체를 천천히 들어 올려 몸이 바닥과 대각선을 이루도록 한 후 양팔을 천장으로 뻗어 올린 상태에서 5초간 유지한다. 상체를 내릴 때에는 숨을 들이쉬면서 등부터 천천히 내려준다. 이 동작을 5회 반복 시행한다.

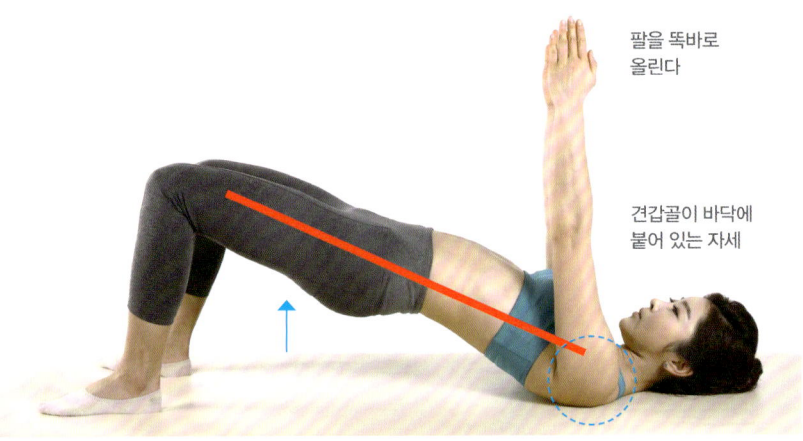

팔을 똑바로 올린다

견갑골이 바닥에 붙어 있는 자세

03. 효과 ▶ 코어근육, 둔근, 복근 강화

04. 주의사항 ▶ 급격하게 힘을 주어 상체를 들어 올리면 허리에 통증이 발생할 수 있다.

05. Note ▶ 허리가 꺾이지 않고 허벅지와 상체가 일직선을 이룰 수 있도록 복부와 엉덩이에 힘을 꽉 주고 동작을 시행한다. 몸속 심부 코어근육의 활성화를 유지하도록 한다. 팔을 들고 하는 브리지는 균형 감각을 더 필요로 한다.

다리를 든 브리지 자세

01. 시작자세

바로 누운 자세에서 두 다리를 엉덩이 너비만큼 벌려 굽히고 양팔은 손바닥을 바닥으로 향하게 하여 몸 옆에 나란히 둔다.

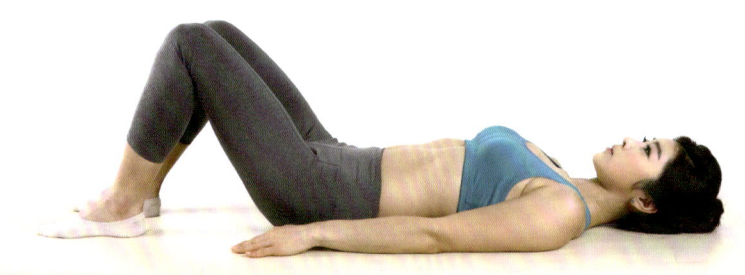

02. 동작

팔로 바닥을 밀며 상체를 지지하고 숨을 내쉬면서 골반부터 시작하여 상체를 천천히 들어 올려 몸이 바닥과 대각선 모양을 만들고 한쪽 다리를 펴서 무릎 높이로 들어 올려서 5초간 유지한다. 다리를 제자리로 내리고 숨을 들이쉬면서 상체를 등부터 천천히 내려준다. 양쪽 다리를 교대로 5회씩 반복 시행한다. 이 동작이 익숙해지면 처음부터 한 다리를 대각선으로 뻗고 상체를 들었다가 내리는 방법으로 시행한다.

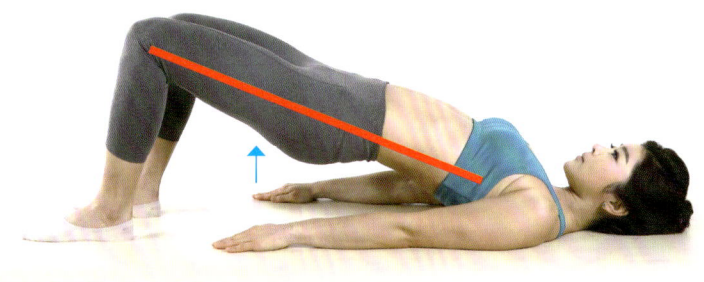

팔로 상체를 지지한다

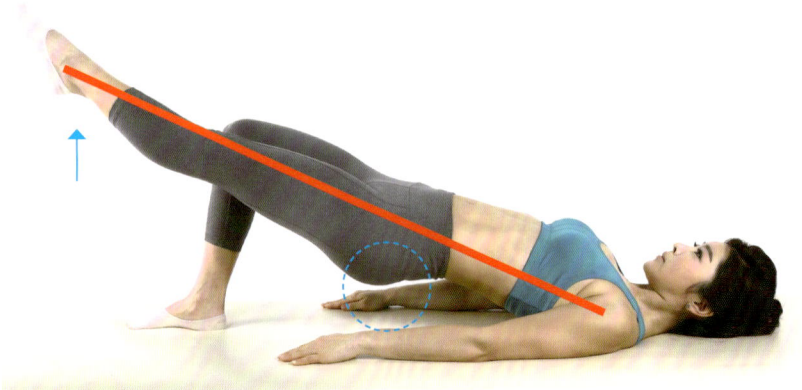

다리를 들 때
엉덩이와 상체 고정

03. 효과 코어근육, 둔근, 복근 강화

04. 주의사항 상체를 너무 급히 들어 올리면 허리에 통증이 발생할 수 있다. 뻗는 다리에서 허벅지는 반대편과 나란히 두고 종아리만 들도록 한다.

05. Note 엉덩이를 들 때 골반이 틀어지지 않고 허벅지와 상체가 일직선을 이룰 수 있도록 복부와 엉덩이에 힘을 꽉 주고 동작을 시행한다. 몸속 심부 코어근육의 활성화를 느껴보도록 한다.

바로 누워 두 다리 함께 내리기

01. 시작자세
바로 누워 양팔은 손바닥을 바닥으로 향하게 하여 허리 밑에 두고 두 다리는 90도로 굽혀 들어 올린 자세를 취한다.

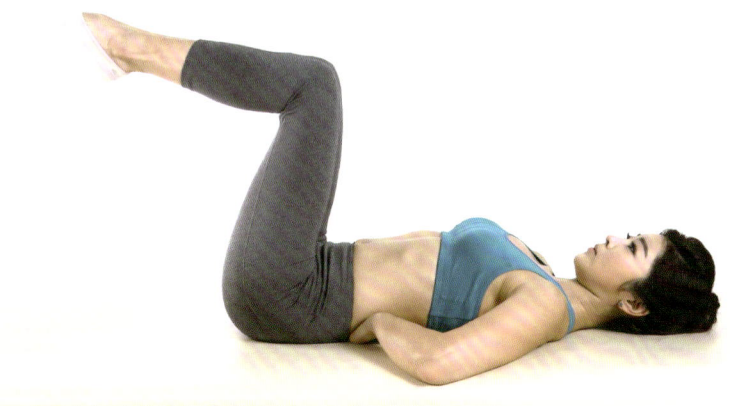

02. 동작
숨을 내쉬면서 두 다리를 모은 채 동시에 바닥 쪽으로 천천히 내렸다가 숨을 들이쉬면서 시작자세로 되돌아온다. 다리는 완전히 바닥까지 내리지 않고 허리가 들리지 않는 범위까지만 내렸다가 올리도록 한다. 이 동작을 10회 반복 시행한다.

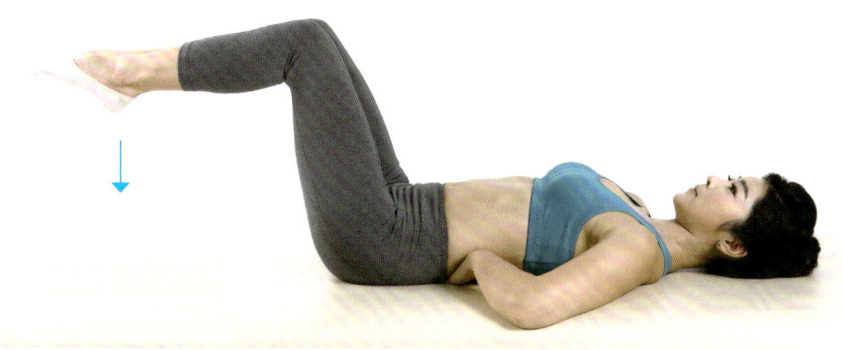

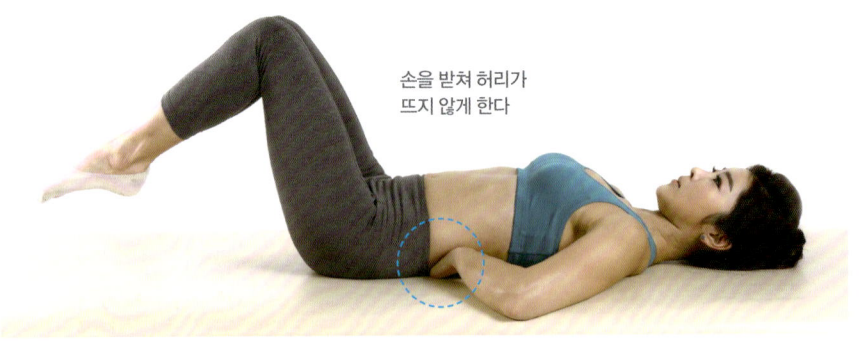

손을 받쳐 허리가
뜨지 않게 한다

| 03. 효과 | 코어근육, 하복근 강화 |

| 04. 주의사항 | 다리를 내릴 때 무릎이 90도로 구부러진 상태를 유지하고 복부에 강한 힘을 주어 허리가 뜨지 않도록 주의한다. |

| 05. Note | 몸속 심부 코어근육을 활성화시키면서 다리를 천천히 내리고 몸의 중앙에서부터 움직임이 시작되어야 한다. |

허벅지 스트레칭

01. 시작자세   무릎을 구부려 바닥에 대고 양팔을 팔짱 끼듯 가슴 앞으로 가볍게 교차해둔 채 상체를 세우고 바로 선다.

02. 동작   머리부터 허벅지까지 일직선을 유지한 채 숨을 내쉬면서 상체를 뒤로 천천히 최대한 기울여 5초 유지한 후 숨을 들이쉬면서 시작자세로 되돌아온다. 이 동작을 5회 반복 시행한다.

몸통은 일직선을 유지한다

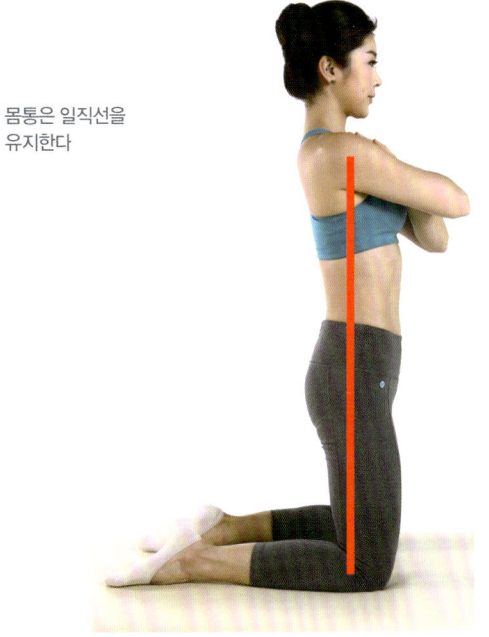 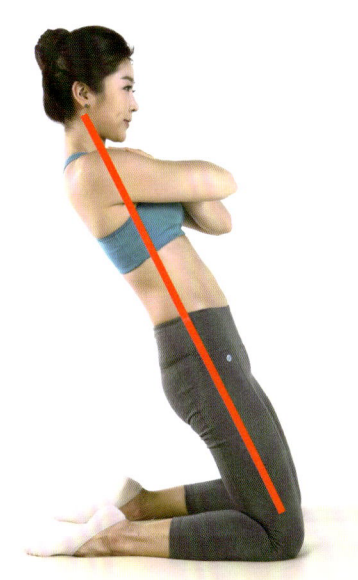

03. 효과   대퇴근 스트레칭, 복근과 척추기립근 강화

04. 주의사항   동작에서 상체를 뒤로 기울일 때 허리가 지나치게 젖혀지거나 머리가 뒤로 넘어가지 않도록 힘을 준다. 엉덩이만 뒤로 빠지는 경우도 발생하지 않도록 주의한다.

05. Note   심부 코어근육을 활성화시켜 유지하면서 상체를 뒤로 천천히 기울인다.

엎드려 누워 팔 뻗어 상체 들어올리기

01. 시작자세 ▸ 두 다리를 어깨너비만큼 벌려 쭉 펴고 양팔은 손바닥을 서로 마주보게 하여 귀 옆 머리 위로 뻗어 올린 채 엎드려 누운 자세를 취한다.

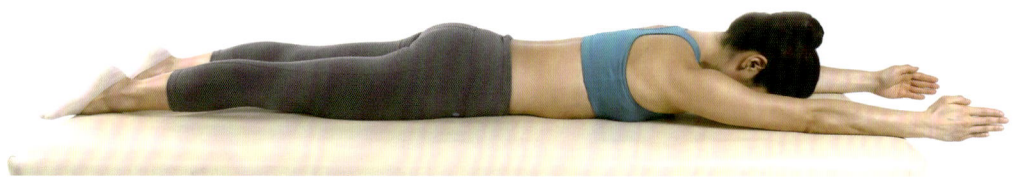

02. 동작 ▸ 숨을 내쉬면서 상체를 머리와 일직선으로 유지한 채 양팔을 앞으로 뻗어 척추를 최대한 늘인 상태에서 상체를 바닥에서 천천히 들어 올려 5초간 유지한 후 숨을 들이쉬면서 시작자세로 내려온다. 이 동작을 5회 반복 시행한다. 이 단계가 숙달되면 팔을 더 높이 올려서 운동범위를 늘려본다. 단, 무리한 동작은 오히려 역효과를 가져올 수 있어 주의를 요한다.

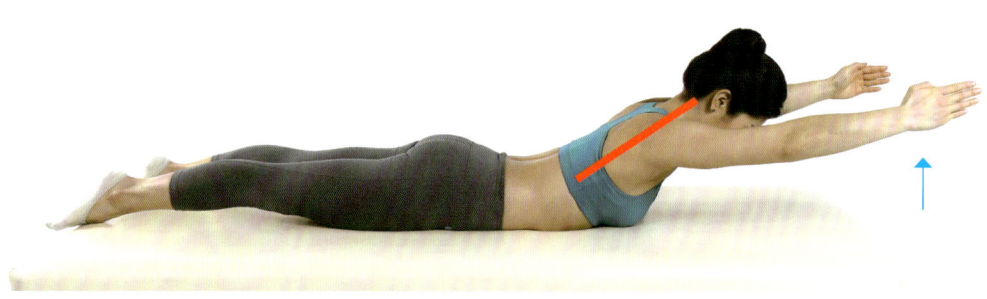

고개를 과도하게 젖히거나 숙이지 않는다.

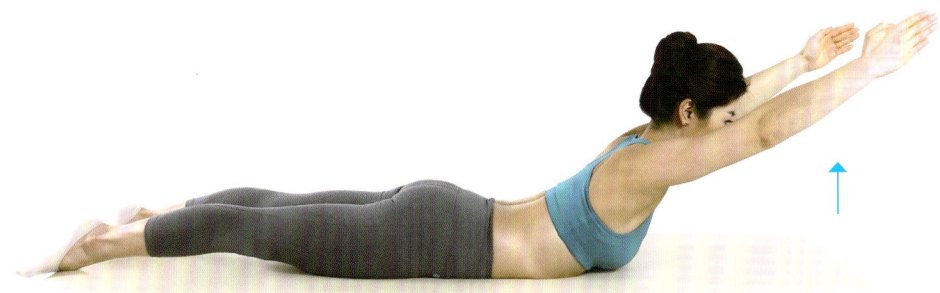

* 고난이도 자세: 이 자세가 숙달되면 팔을 더 높이 올려서 운동 범위를 늘려본다. 무리하게 팔의 높이를 올리는 것은 삼가한다.

03. 효과 　 코어근육, 둔근, 척추기립근 강화

04. 주의사항 　 척추관협착증 환자는 금기사항이다. 상체를 들 때 고개를 젖히고 턱을 들지 않도록 바닥을 바라본다.

05. Note 　 엉덩이 근육에 힘을 주어 몸을 안정화하고 허리 근육은 분리되는 것을 느끼는 데 정신을 집중하도록 한다. 몸의 중앙에서부터 움직임이 시작되어야 한다.

옆으로 누워 다리 흔들기

01. 시작자세 아래팔을 구부려 손을 머리에 베고 옆으로 누운 자세에서 위쪽 손으로 몸 앞의 바닥을 짚고 두 다리는 쭉 뻗은 상태를 유지한다.

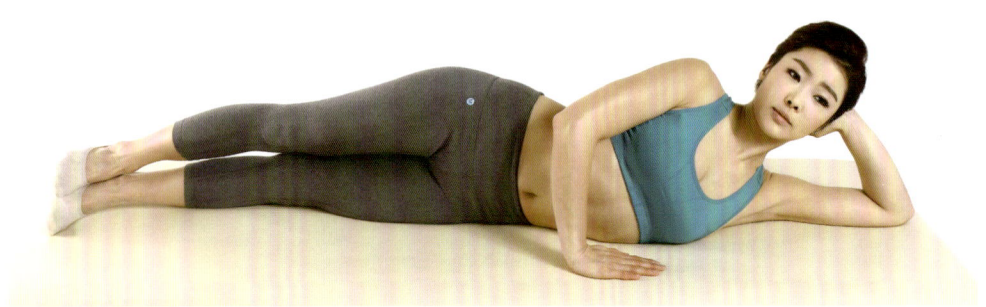

02. 동작 숨을 내쉬면서 복부에 힘을 주어 골반을 바닥에 견고하게 안정화하고 팔로 바닥을 눌러 몸을 지지한 상태에서 위쪽 다리를 바닥에서 약간 들어 올려 앞뒤로 10회 정도 흔들어준 다음 시작자세로 내려놓는다. 좌우 교대로 같은 동작을 반복 시행한다. 동작 중 호흡은 계속 유지한다.

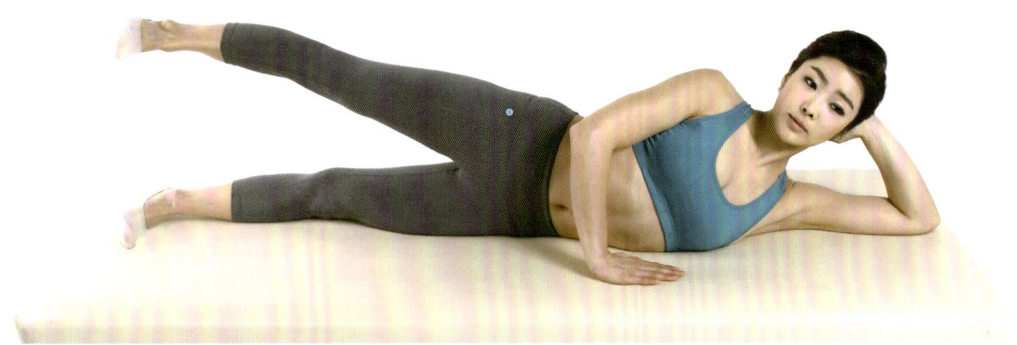

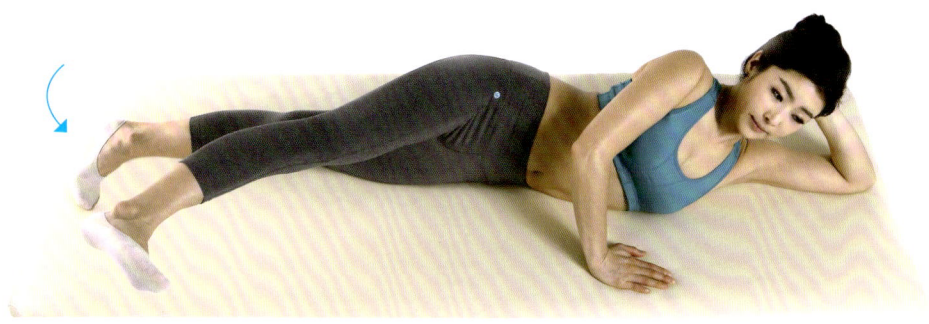

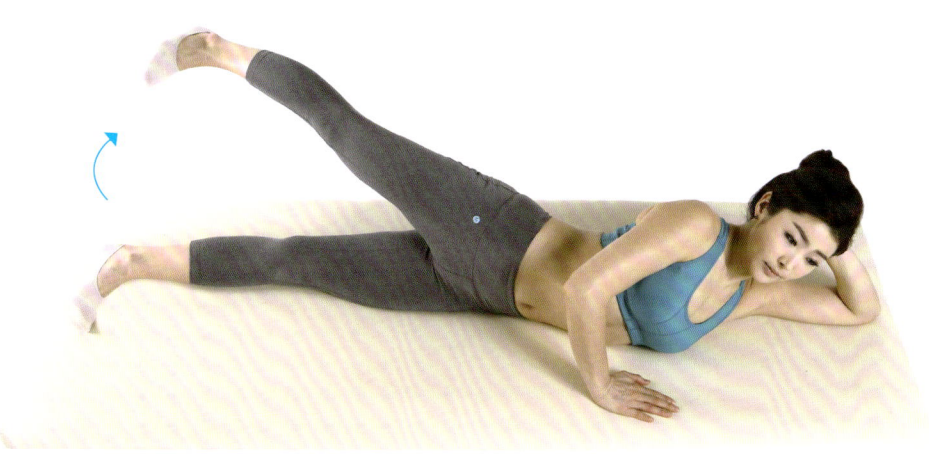

03. 효과	코어근육, 외/내전근, 복사근, 둔근 강화
04. 주의사항	다리를 앞뒤로 흔들 때 상체에서 움직임이 일어나지 않도록 한다. 너무 급하게 흔들면 요통을 일으킬 수 있다.
05. Note	몸을 일직선으로 유지하고 어깨에 힘이 들어가지 않도록 한 상태에서 심부 코어근육을 활성화시키면서 다리를 앞뒤로 천천히 움직인다.

2단계

02

바로 누워 발 밀기

01. 시작자세   바로 누워 양팔은 손바닥을 바닥으로 향하게 하여 몸 옆에 나란히 두고 두 다리는 90도로 굽혀 들어 올린 자세를 취한다.

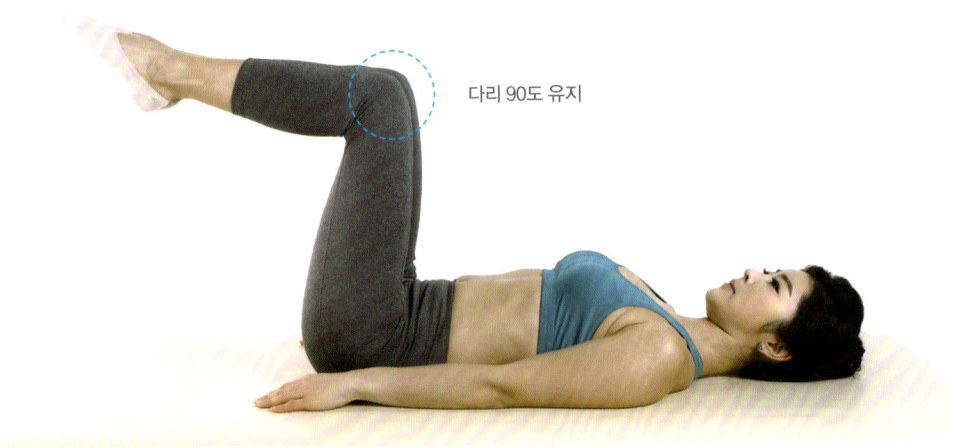

다리 90도 유지

02. 동작 ▶ 숨을 내쉬면서 복부에 힘을 주고 한쪽 다리를 45도 정도로 최대한 펴서 뻗어 들어 올렸다가 숨을 들이쉬면서 시작자세로 되돌아온다. 좌우 교대로 같은 동작을 10회씩 반복 시행한다.

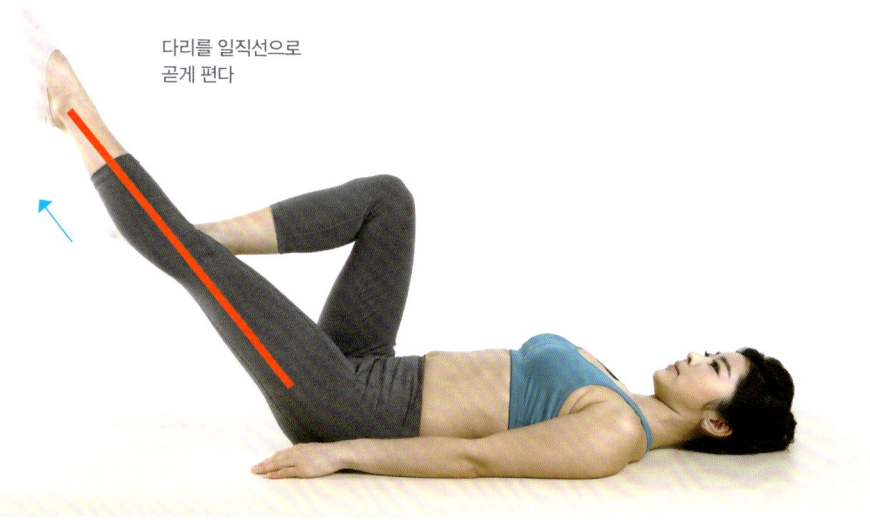

다리를 일직선으로 곧게 편다

03. 효과 ▶ 코어근육, 복근 강화

04. 주의사항 ▶ 상체와 목에 과도한 힘이 들어가지 않도록 주의한다.

05. Note ▶ 골반기저근을 수축시켜 골반을 바닥에 견고하게 안정화하고 허리는 중립 자세를 유지해야 한다. 발을 밀어냈다가 무릎을 끌어오는 느낌으로 시행한다.

옆으로 누워 상체와 한쪽 다리 들어올리기

01. 시작자세 아래팔을 구부려 손을 옆구리에 대고 위팔을 구부려 손을 머리에 대며 다리를 편 채 옆으로 누운 자세를 취한다.

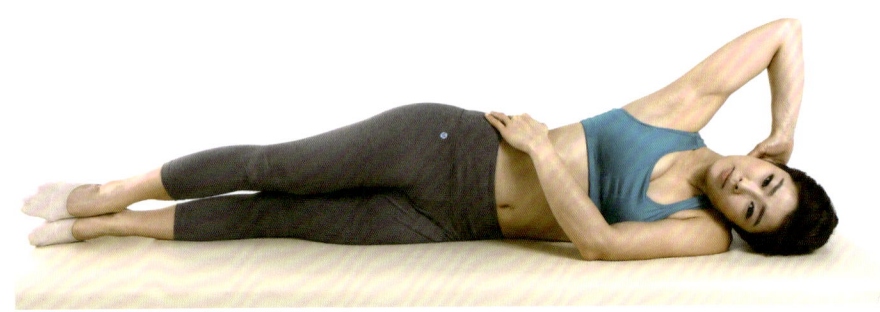

02. 동작 숨을 내쉬면서 위쪽 다리를 높이 들어 올리고 머리와 상체도 함께 들어 올렸다가 숨을 들이쉬면서 시작자세로 내려놓는다. 좌우 교대로 같은 동작을 10회씩 반복 시행한다.

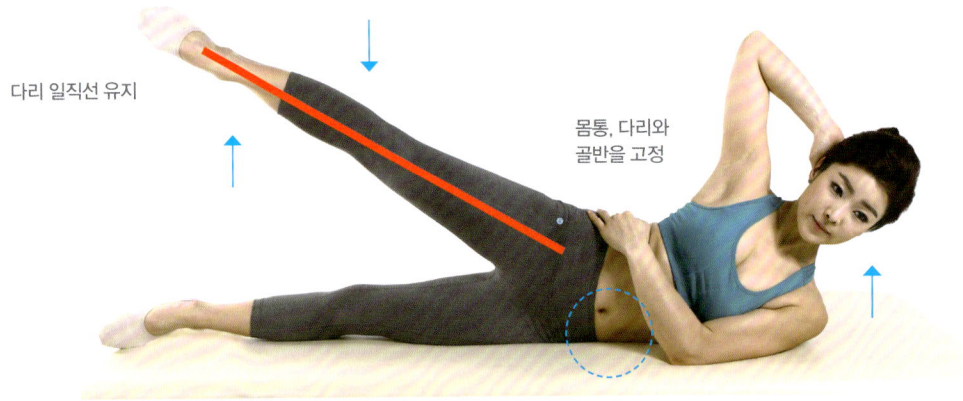

03. 효과 코어근육, 외/내전근, 복사근, 중둔근 강화

04. 주의사항 너무 급하게 다리와 상체를 들어 올리면 요통이 발생할 수 있다. 머리만 들어 올리지 않도록 주의한다.

05. Note 심부 코어근육을 활성화시키면서 다리와 상체를 천천히 들어 올리고 몸의 중앙에서부터 움직임이 시작되도록 한다.

기는 자세에서 무릎 들어올리기

01. 시작자세

양팔을 펴서 손바닥으로 어깨 아래 바닥을 짚고 두 무릎을 꿇어 엎드려 기는 자세를 취한다.

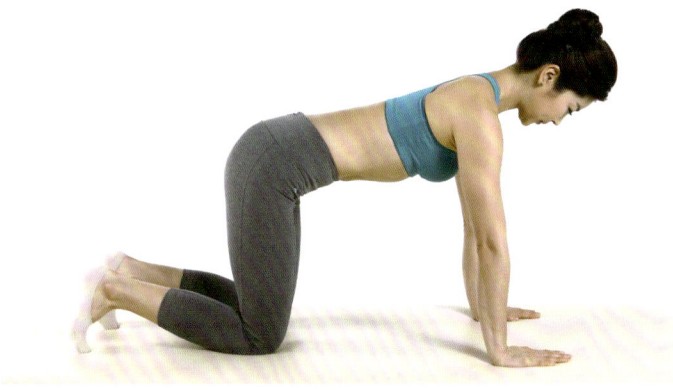

02. 동작

숨을 내쉬면서 양팔과 두 발끝으로 체중을 유지하며 두 무릎을 바닥에서 2~3cm 이내로 약간 들어 5초간 유지한 후 시작자세로 내려놓는다. 이 동작을 5회 반복 시행한다.

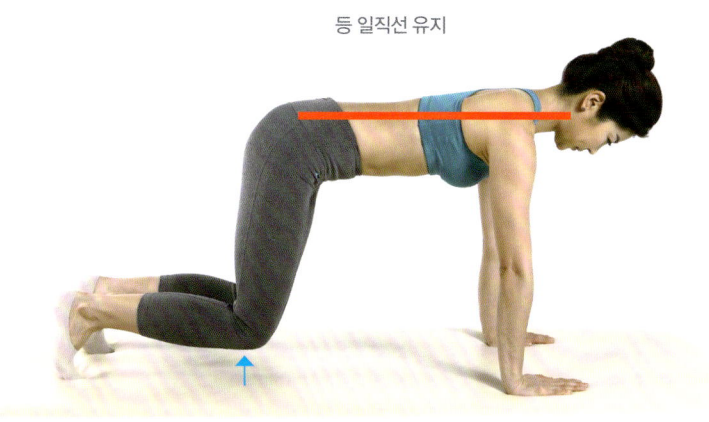

등 일직선 유지

03. 효과

코어근육, 견갑대, 대퇴근, 척추기립근, 복근 강화

04. 주의사항

무릎을 너무 높게 들지 않도록 하고 무릎을 들 때 등이 구부정해지지 않도록 주의한다.

05. Note

몸속 심부 코어근육을 활성화시켜 유지하고 허리는 중립 자세를 유지하도록 한다.

팔 들어 올린 허벅지 스트레칭

01. 시작자세 ▸ 양팔을 귀 옆 머리 위로 뻗어 올리고 두 무릎을 꿇은 채 바로 선 자세를 취한다.

02. 동작 ▸ 숨을 내쉬면서 팔을 더욱 뻗어 올려 척추를 최대한 늘인 다음 상체를 뒤로 기울여 5초간 유지한 후 숨을 들이쉬면서 시작자세로 되돌아온다. 이 동작을 5회 반복 시행한다.

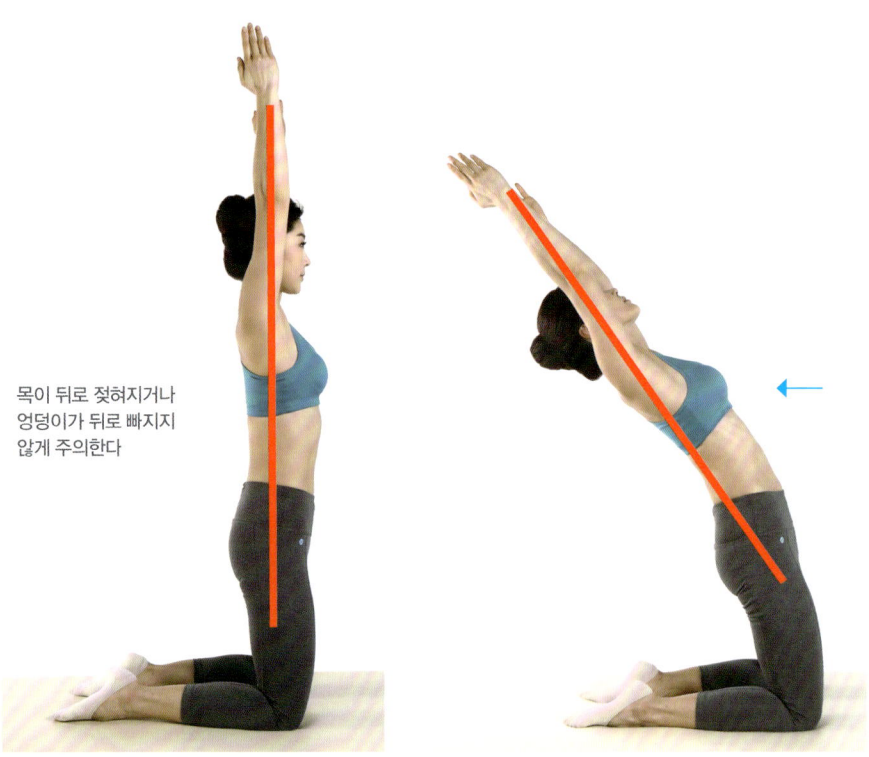

목이 뒤로 젖혀지거나 엉덩이가 뒤로 빠지지 않게 주의한다

03. 효과 ▸ 코어근육, 복근과 척추기립근 강화, 대퇴근 스트레칭

04. 주의사항 ▸ 상체를 뒤로 기울일 때 허리나 목이 뒤로 젖혀지거나 엉덩이만 뒤로 빼는 일이 없도록 주의한다.

05. Note ▸ 몸속 심부 코어근육을 활성화시켜 유지해서 몸을 지탱하고 팔, 몸통과 다리가 일직선을 이루도록 한다.

엎드려 누운 자세에서 발목 잡기

01. 시작자세 양발을 어깨너비만큼 벌리고 양팔을 굽혀 손을 머리 옆에 둔 채 엎드려 누운 자세를 취한다.

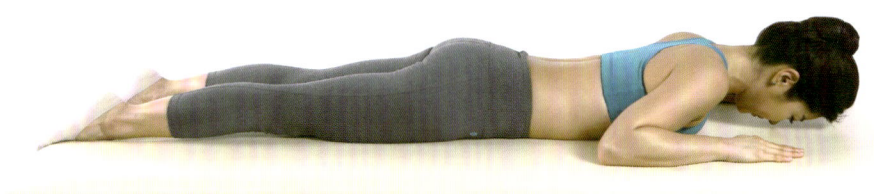

02. 동작 숨을 내쉬면서 한쪽 무릎을 굽히고 상체를 약간 들어 같은 쪽 손으로 발목을 터치하고는 숨을 들이쉬면서 다시 제자리로 돌아온다. 좌우 교대로 같은 동작을 10회씩 반복 시행한다.

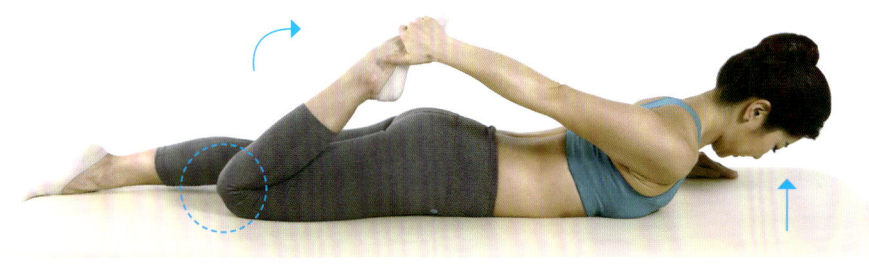

다리를 들면 운동 강도가 더 커진다

03. 효과 코어근육, 둔근, 척추기립근 강화

04. 주의사항 무릎을 구부리고 손을 뒤로 뻗을 때 허리가 과도하게 젖혀지지 않고 몸통에서 움직임이 일어나지 않도록 안정을 유지해야 한다.

05. Note 복근에 힘을 주어 골반을 바닥에 견고하게 안정화하면서 심부 코어근육을 활성화시켜 유지한다. 무릎을 굽힐 때 다리를 바닥에서 떨어지도록 들면 운동 강도가 높아진다.

팔로 걷기

01. 시작자세
두 다리를 어깨너비보다 조금 더 넓게 벌리고 양팔을 몸 옆에 나란히 둔 채 바로 선 자세를 취한다.

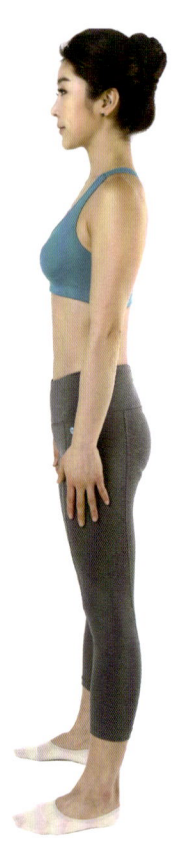

02. 동작
고개부터 시작하여 천천히 상체를 앞으로 숙여 손으로 바닥을 짚고 앞으로 나아가 플랭크 자세를 만든다. 그 자세에서 다시 손을 뒤로 짚으면서 돌아와 천천히 골반부터 몸을 세우고 양팔을 높이 든 자세로 마무리한 다음 양팔을 시작자세로 내린다.

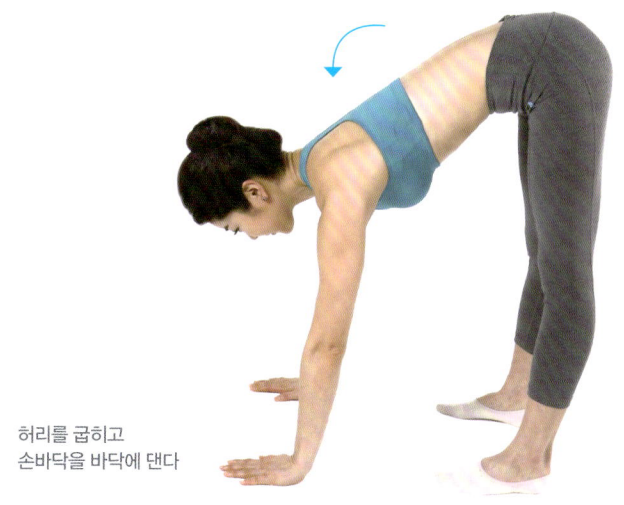

허리를 굽히고
손바닥을 바닥에 댄다

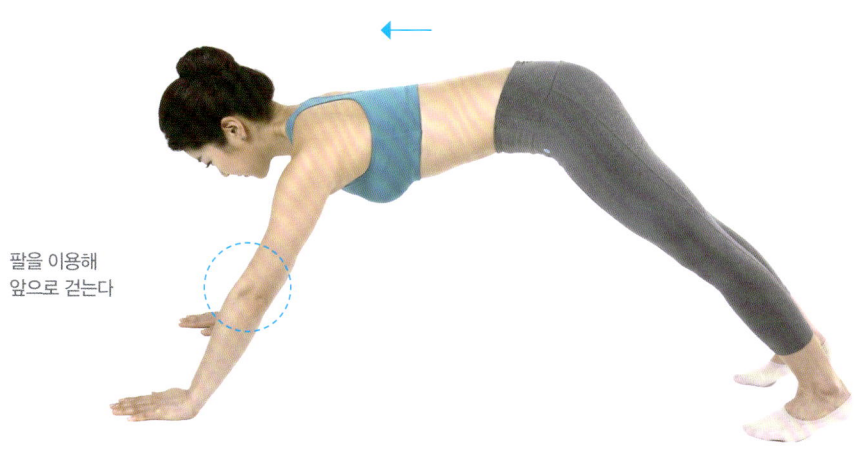

팔을 이용해
앞으로 걷는다

플랭크 자세에서
멈춘다

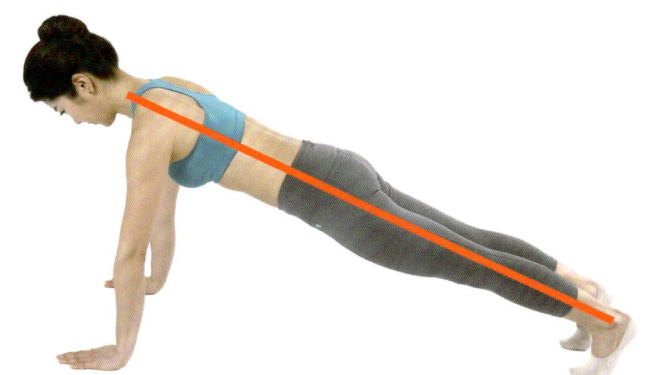

팔을 이용해 뒤로
걷는다

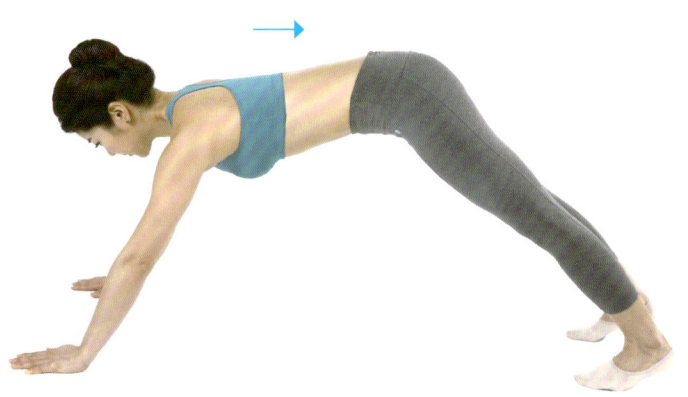

처음 엎드린 자세까지
오면 일어선다

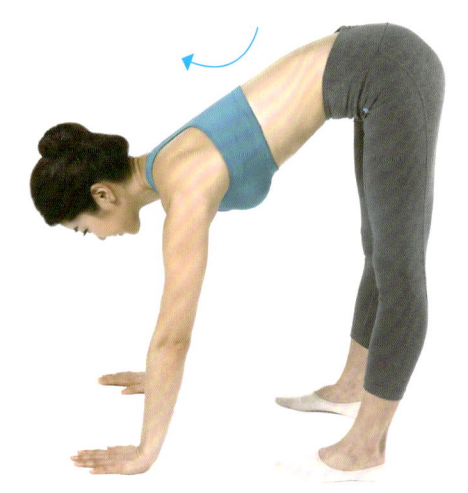

126 요통 정복

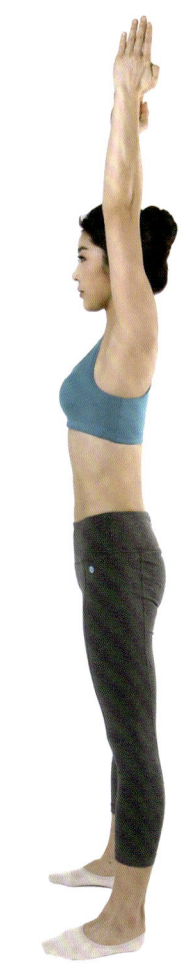

양팔을 높이 든 후 시작자세로
되돌아온다

03. 효과   코어근육 강화, 척추 분절 가동성 증대, 견갑대 강화

04. 주의사항   손목과 어깨에 통증이 있는 환자는 금기사항이다.

05. Note   동작을 하는 동안 두 무릎은 되도록 편 상태를 유지한다. 허리는 구부정하게 하지 않고 중립 자세를 유지하도록 한다. 처음에는 다리를 넓게 벌리고 동작을 시행한다.

스쿼트 Squat 자세

01. 시작자세
양발을 어깨너비만큼 벌리고 양팔을 허리 옆에 올려놓은 채 바로 선 자세를 취한다.

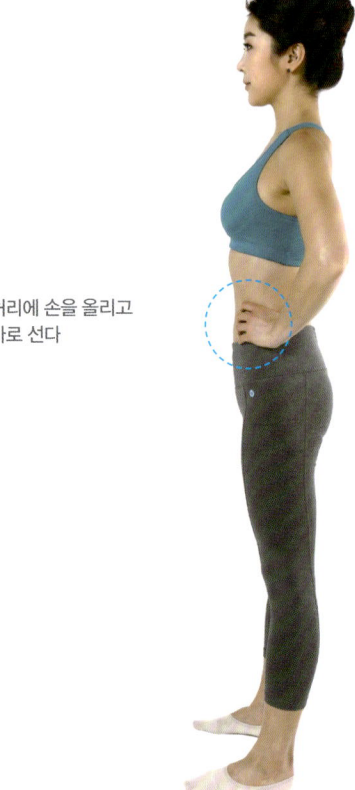

허리에 손을 올리고 바로 선다

02. 동작
숨을 내쉬면서 양팔을 앞으로 뻗어 올리고 엉덩이를 살짝 뒤로 빼면서 내려앉아 5초간 유지한 다음 숨을 들이쉬면서 시작자세로 일어선다. 이 동작을 5회 반복 시행한다.

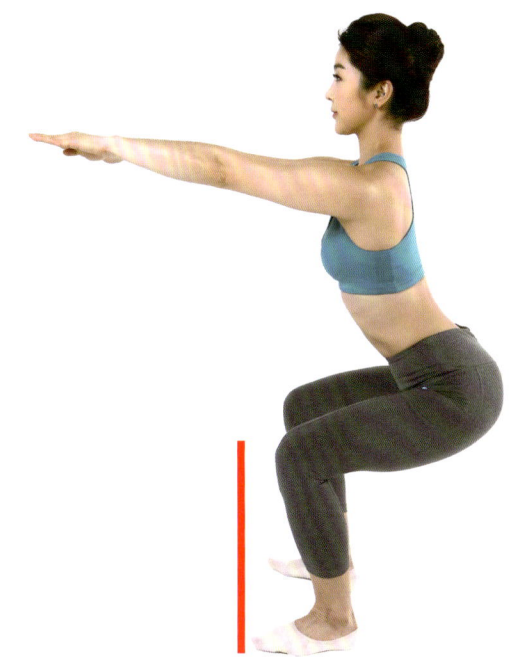

03. 효과	코어근육, 대퇴근, 둔근, 척추기립근 강화
04. 주의사항	무릎 통증이 있는 환자는 금기사항이다. 앉은 자세에서 무릎이 발가락보다 앞으로 나오지 않도록 한다.
05. Note	양팔과 허벅지는 바닥과 평행을 이루고 허리는 중립 상태를 유지해야 한다. 몸속 심부 코어근육의 활성화를 유지하도록 한다.

3단계

03

발뒤꿈치 부딪치기

01. 시작자세 양팔을 굽혀 손등을 이마에 받쳐두고 두 다리를 모아서 편 채 엎드려 누운 자세를 취한다.

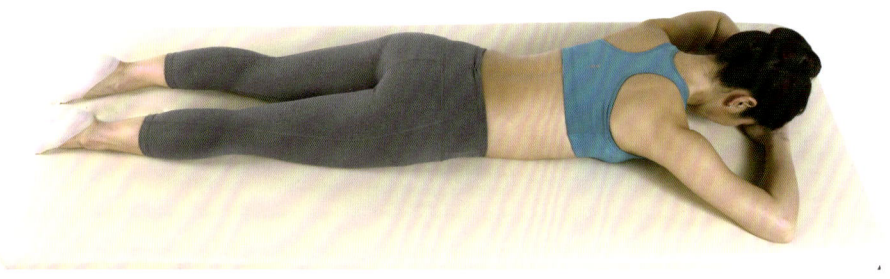

02. 동작 숨을 내쉬면서 두 다리를 들어 올리고 어깨너비보다 약간 더 넓게 벌린 다음 양 발뒤꿈치를 빠른 속도로 부딪치고 벌리는 동작을 반복한다. 이 동작을 10회 반복 시행하고 3세트를 실시한다.

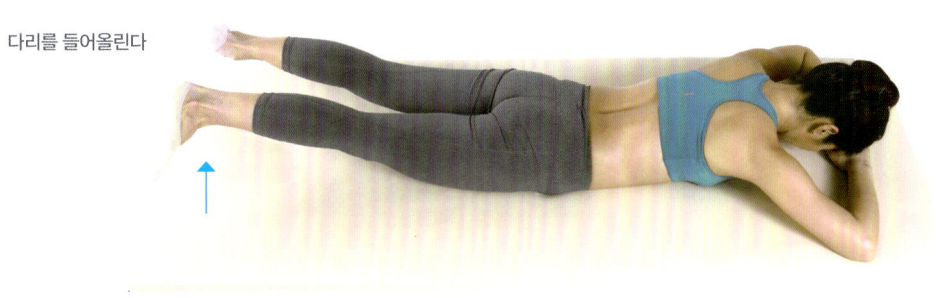

다리를 들어올린다

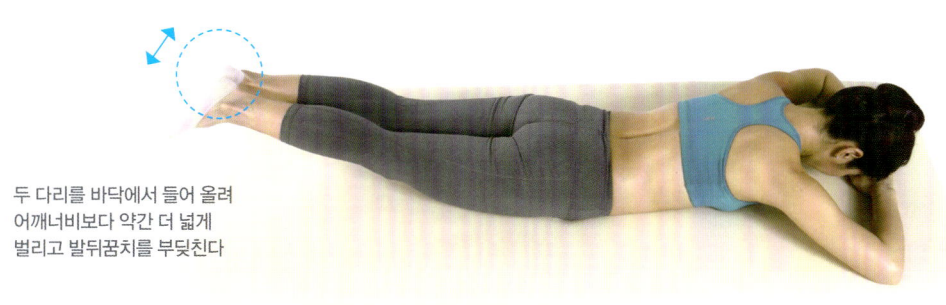

두 다리를 바닥에서 들어 올려 어깨너비보다 약간 더 넓게 벌리고 발뒤꿈치를 부딪친다

03. 효과 코어근육, 척추기립근, 둔근 강화

04. 주의사항 상체는 이완된 상태를 유지해야 하고 다리는 너무 높이 들어 허리가 과신전이 되지 않도록 주의한다.

05. Note 복근에 힘을 주어 골반을 바닥에 견고하게 안정화한다.

반대편 팔다리 뻗기

01. 시작자세 양팔을 천장으로 뻗고 두 다리를 90도로 굽혀 들어 올린 채 바로 누운 자세를 취한다.

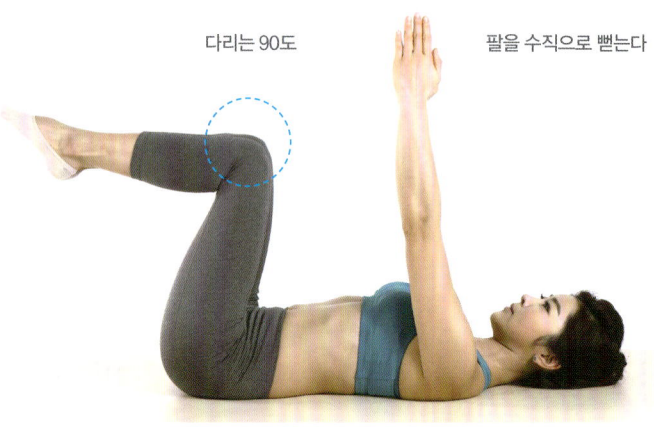

다리는 90도
팔을 수직으로 뻗는다

02. 동작 숨을 내쉬면서 복근에 힘을 주고 서로 교차되는 팔과 다리를 움직이되 팔은 머리 위로 다리는 45 각도로 동시에 최대한 뻗었다가 숨을 들이쉬면서 시작자세로 되돌아온다. 좌우 교대로 같은 동작을 20회씩 반복 시행한다.

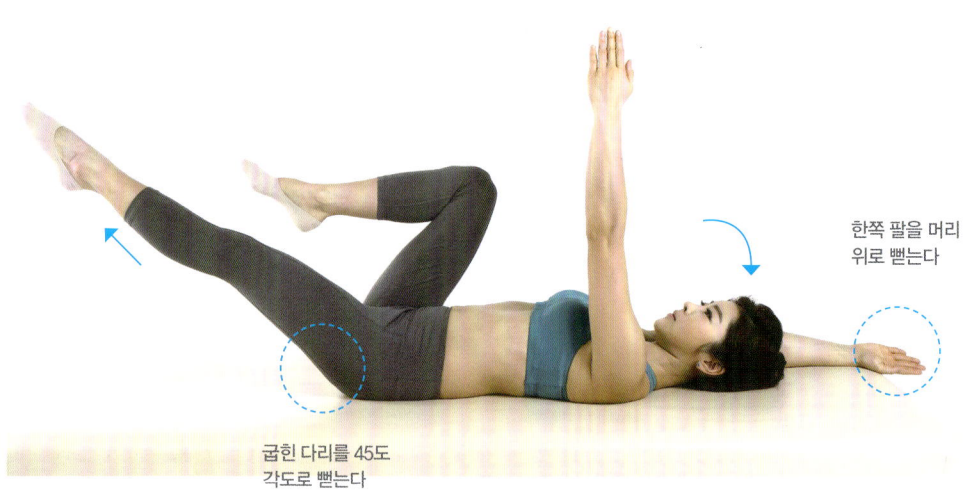

한쪽 팔을 머리 위로 뻗는다

굽힌 다리를 45도 각도로 뻗는다

03. 효과

협응성 증진, 복근과 하지 근육 강화

04. 주의사항

허리나 골반이 바닥에서 들리지 않게 해야 하므로 다리를 너무 높거나 낮게 뻗지 않도록 한다.

05. Note

복부에 힘을 주어 골반을 후방 경사시켜 상체를 바닥에 견고하게 안정화하고 몸의 중앙에서 움직임이 시작되도록 한다.

다리 굽혀 팔 흔들기

01. 시작자세 바로 누워 두 다리는 엉덩이 너비만큼 벌려 90도로 굽혀 들어 올려놓고 양팔은 손바닥을 바닥으로 향하게 하여 몸 옆에 나란히 둔 자세를 취한다.

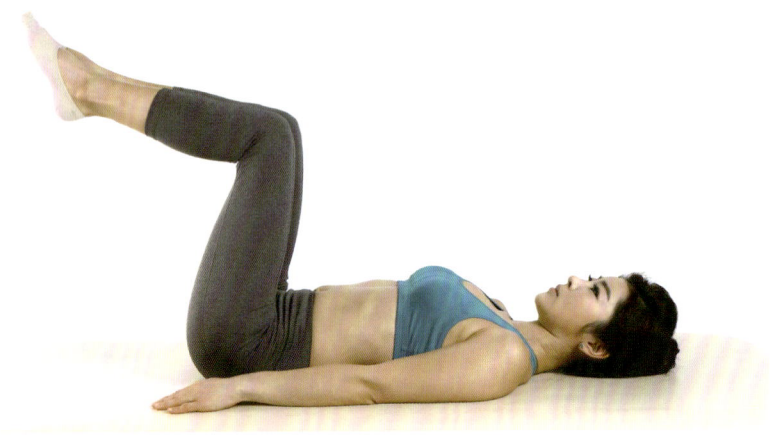

02. 동작 머리와 상체의 어깨 부위를 바닥에서 들어 올리고 양팔을 바닥에서 약간 들어 올린 상태에서 양팔을 위아래로 호흡에 맞춰 각 5회씩 흔들어준다(들이쉬는 호흡에 5회, 내쉬는 호흡에 5회). 이 과정을 20회 반복 시행한다.

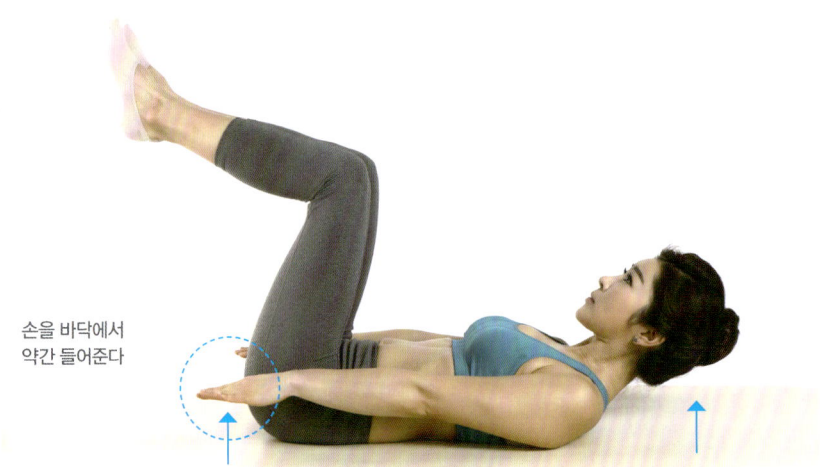

손을 바닥에서 약간 들어준다

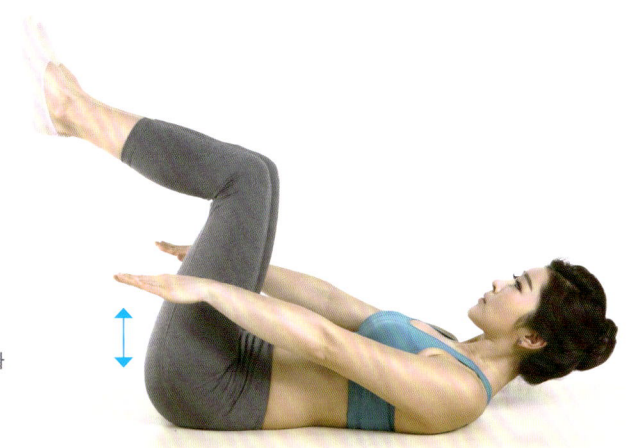

손을 올렸다 내렸다
반복하며 운동을 한다

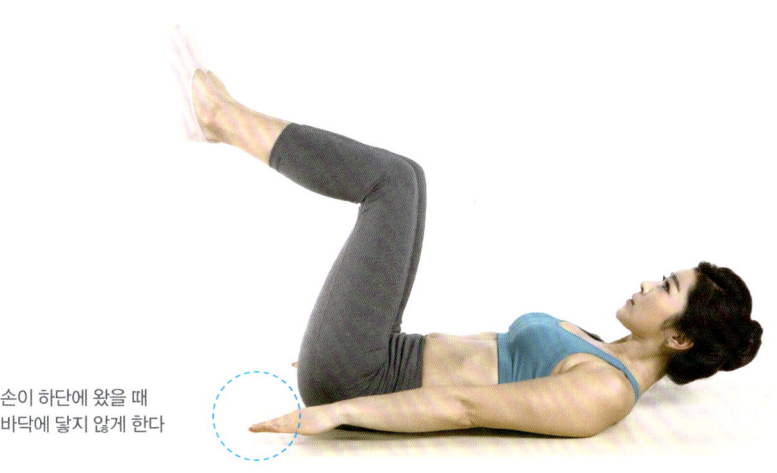

손이 하단에 왔을 때
바닥에 닿지 않게 한다

03. 효과	코어근육, 복근, 사지 근육 강화
04. 주의사항	시선은 두 다리 사이를 응시한다. 목을 들어 올릴 때 허리에 통증이 발생하면 동작을 즉시 중단한다.
05. Note	고개를 너무 많이 들어 올리지 않도록 한다.

팔과 다리를 든 브리지Bridge 자세

01. 시작자세 두 다리는 엉덩이 너비만큼 벌려 굽히고 양팔은 손바닥을 바닥으로 향하게 하여 몸 옆에 나란히 둔 채 바로 누운 자세를 취한다.

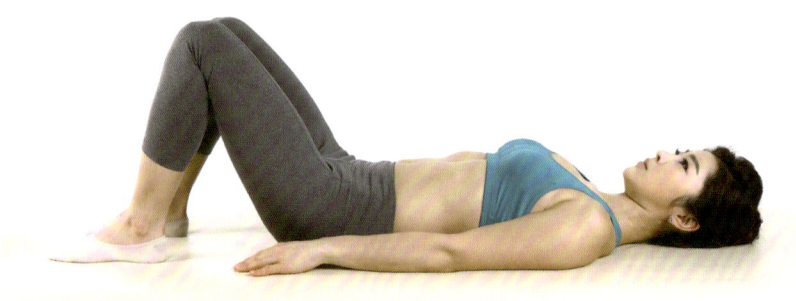

02. 동작 숨을 내쉬면서 엉덩이와 상체 일부를 들어 올린 다음 한쪽 다리를 펴서 무릎 높이만큼 뻗어 들어 올리고 양팔도 천장을 향해 뻗어 올려 5초간 유지한 후 숨을 들이쉬면서 시작자세로 되돌아온다. 좌우 교대로 같은 동작을 5회씩 반복 시행한다.

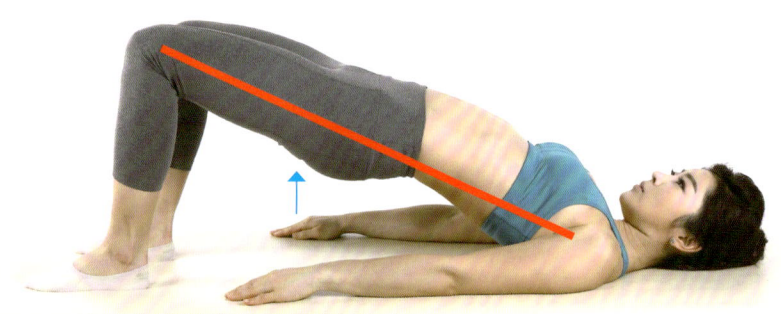

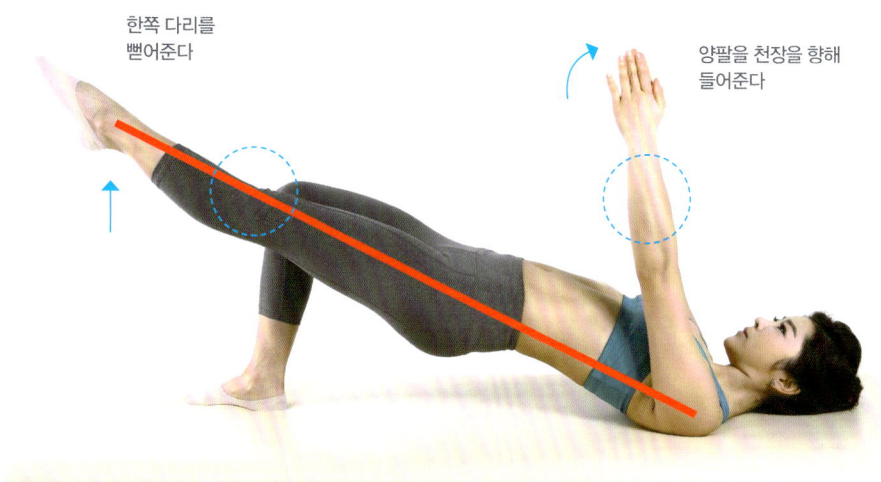

03. 효과	코어근육, 둔근, 척추기립근, 하지 근육 강화
04. 주의사항	엉덩이를 너무 높이 들어 허리가 과도하게 꺾이지 않도록 하고 다리를 움직이는 동안 엉덩이가 내려가거나 골반이 틀어지지 않도록 주의한다.
05. Note	몸통과 다리는 대각선으로 일직선을 유지한다. 몸속 심부 코어근육을 활성화시켜 상체를 안정화하도록 한다.

기는 자세에서 팔다리 들어올리기

01. 시작자세 양팔을 펴서 손바닥으로 어깨 아래 바닥을 짚고 무릎을 꿇어 엎드려 기는 자세를 취한다.

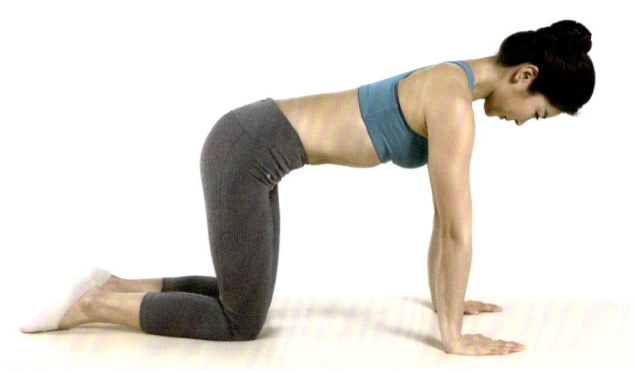

02. 동작 숨을 내쉬면서 한쪽 팔과 반대편 다리를 바닥과 평행하게 뻗어 들어 올려 5초간 유지한 후 숨을 들이쉬면서 시작자세로 내린다. 좌우 교대로 같은 동작을 5회씩 반복 시행한다.

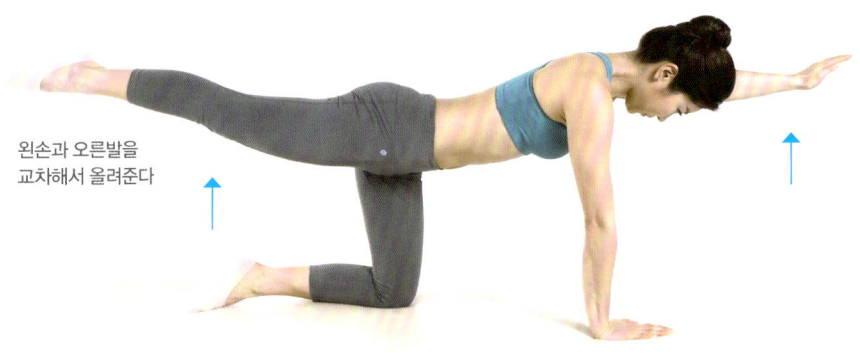

왼손과 오른발을 교차해서 올려준다

03. 효과 코어근육, 둔근, 복근, 견갑대 강화

04. 주의사항 손목 및 무릎 통증 환자는 금기사항이다. 다리를 들어 올릴 때 허리가 과도하게 젖혀지지 않고 몸통에서 움직임이 일어나지 않도록 주의한다.

05. Note 등이 불룩하게 튀어나오지 않도록 팔로 바닥을 밀어내는 힘을 유지한다. 몸속 심부 코어근육을 활성화시키고 허리는 중립 자세를 유지한다.

엎드려 무릎 든 자세에서 다리 들어올리기

01. 시작자세

양팔을 펴서 손바닥으로 어깨 아래 바닥을 짚고 무릎을 꿇어 엎드려 기는 자세를 취한다. (앞 운동의 시작자세와 동일하다.)

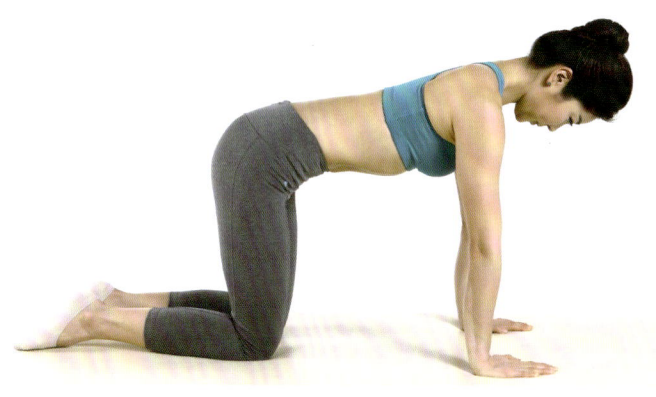

02. 동작

숨을 내쉬면서 복부에 힘을 주고 두 무릎을 2~3cm 정도 바닥에서 들어 올린 후 한 쪽 다리를 뒤로 뻗어 올렸다가 숨을 들이쉬면서 시작자세로 되돌아온다. 좌우 교대로 같은 동작을 10회씩 반복 시행한다.

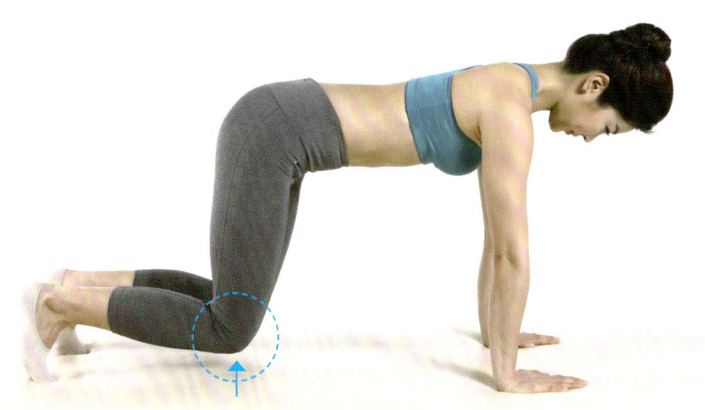

두 무릎을 2~3cm 정도 들어준다

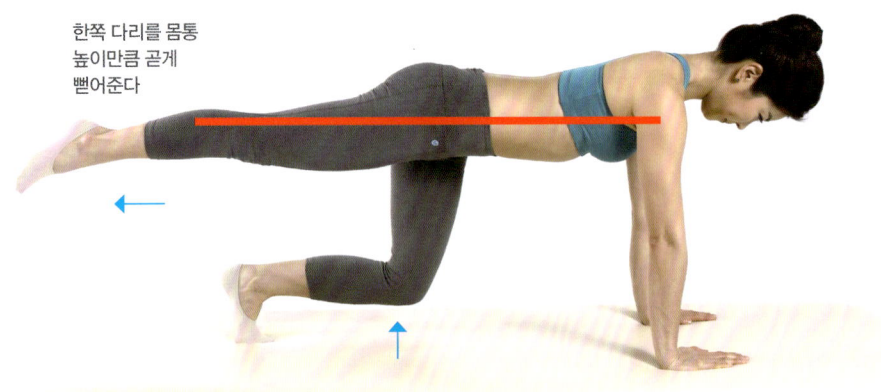

한쪽 다리를 몸통 높이만큼 곧게 뻗어준다

03. 효과 코어근육, 둔근, 척추기립근과 하지 근육 강화, 견갑대 안정화

04. 주의사항 손목과 어깨에 통증이 있는 환자는 금기사항이다. 손목이 아픈 사람은 팔꿈치를 구부려 플랭크 자세를 취한다. 두 무릎을 들 때 허리가 굽혀지지 않도록 한다.

05. Note 몸통과 다리가 일직선이 되도록 하고 몸속 심부 코어근육을 활성화시켜 상체를 안정화한다.

엎드려 누워 팔다리 들어올리기

01. 시작자세
두 다리는 어깨너비만큼 벌려 쭉 펴고 양팔은 손바닥을 서로 마주보게 하여 귀 옆 머리 위로 뻗어 올린 채 엎드려 누운 자세를 취한다.

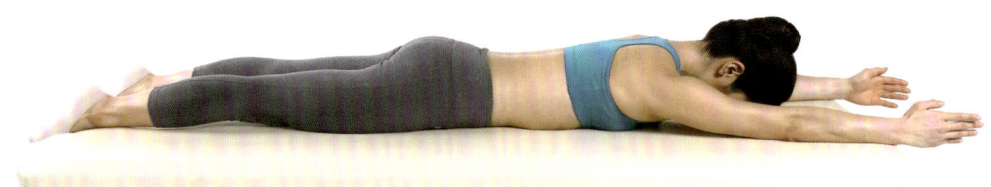

02. 동작
숨을 내쉬면서 양팔과 두 다리를 동시에 들어 올리고 얼굴과 가슴도 바닥에서 살짝 떨어질 정도로 들어 올려 5초간 유지한 후 숨을 들이쉬면서 시작자세로 내려놓는다. 이 동작을 5회 반복 시행한다.

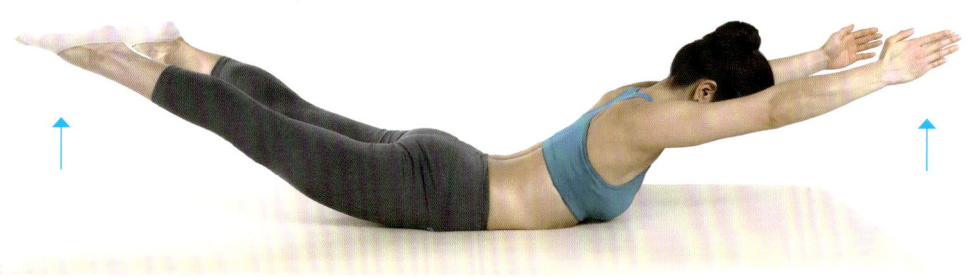

몸을 바닥에 견고하게 고정,
고개가 뒤로 젖혀지지 않게 한다

03. 효과
코어근육, 척추기립근, 대둔근 강화

04. 주의사항
척추관협착증 및 척추후관절증후군 환자는 금기사항이다. 고개를 과도하게 젖혀서 목과 어깨가 긴장되지 않도록 주의한다.

05. Note
몸속 심부 코어근육을 활성화시켜 몸통을 바닥에 견고하게 안정화하고 움직임이 몸의 중앙에서 시작되도록 한다.

4단계

04

사지 스트레칭 (고급)

01. 시작자세 바로 누워 두 다리를 90도로 굽혀 들어 올려놓고 머리와 상체도 약간 들어 올린 상태에서 양손을 무릎 위에 올려놓은 자세를 취한다.

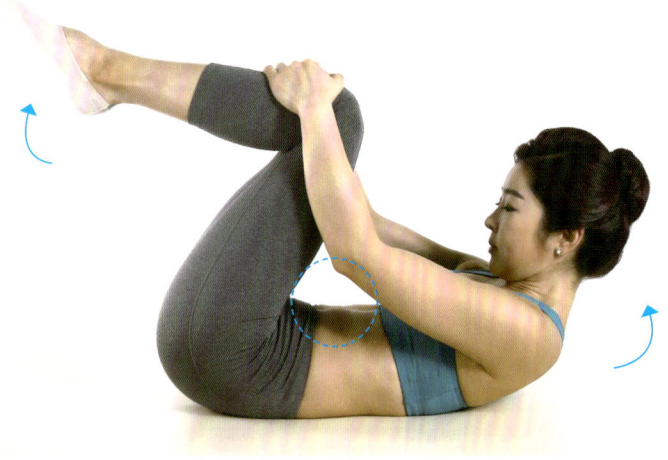

복부에 힘을 준다

02. 동작 ▸ 숨을 내쉬면서 복부에 힘을 주고 두 다리를 그 자리에서 쭉 펴는 동시에 양팔도 귀 옆 머리 위로 만세 자세를 취해 각각 바닥과 45도를 이루게 한 후 숨을 들이쉬면서 시작자세로 되돌아온다. 이 동작을 20회 반복 시행한다.

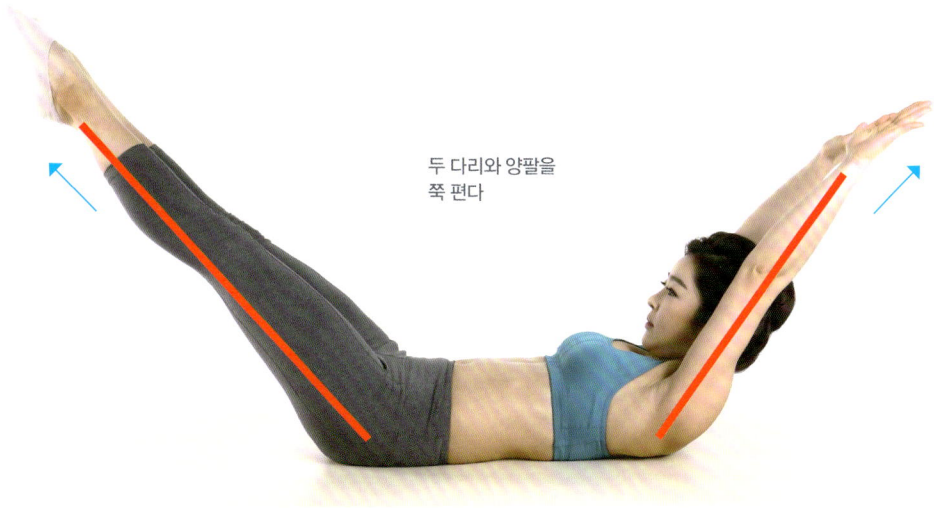

두 다리와 양팔을 쭉 편다

03. 효과 ▸ 코어근육, 복근 강화

04. 주의사항 ▸ 머리가 뒤로 젖혀지지 않도록 주의한다. 목이 아픈 경우에는 머리를 바닥에 내려놓고 동작을 한다.

05. Note ▸ 몸속 심부 코어근육을 활성화시켜 상체를 안정화하고 움직임이 몸의 중앙에서 시작되게 한다.

기는 자세에서 팔다리 들어올리기 (고급)

01. 시작자세 양팔을 펴서 손바닥으로 어깨 아래 바닥을 짚고 무릎을 꿇어 엎드려 기는 자세를 취한다.

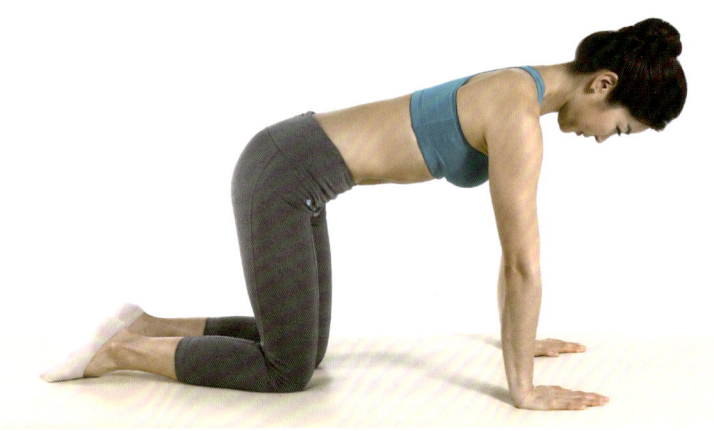

02. 동작 숨을 내쉬면서 한쪽 팔과 반대편 다리를 바닥에 평행하게 뻗어 들어 올린 다음 팔과 다리를 5회 강력하게 좀 더 신전시킨다. 좌우 교대로 같은 동작을 5회씩 반복 시행한다.

중급 자세

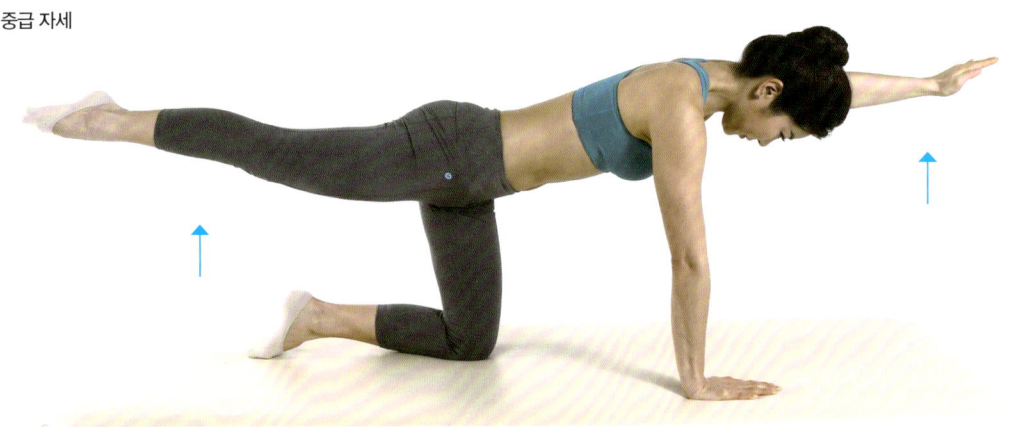

고급 자세

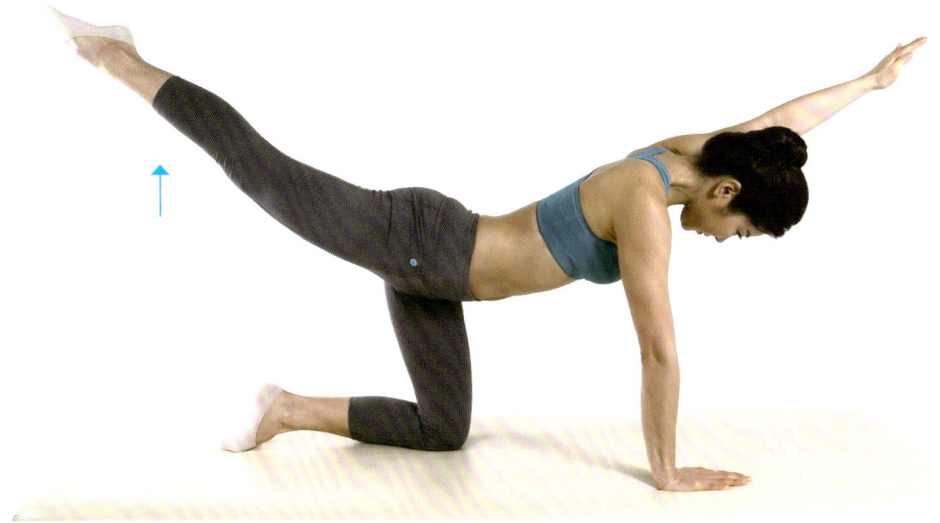

팔과 다리를 조금 더 들어 올린다. 부상 방지를 위해 과도한 동작은 금한다

03. 효과 코어근육, 대둔근, 척추기립근, 견갑대 강화

04. 주의사항 다리를 들어 올릴 때 허리가 과도하게 젖혀지지 않고 상체에서 움직임이 일어나지 않도록 주의한다.

05. Note 동작을 시행하는 도중 등이 구부정하지 않도록 팔로 바닥을 밀어내는 힘을 유지하면서 몸속 심부 코어근육을 활성화시켜 유지하도록 한다.

엎드린 플랭크Plank 자세에서 다리 들어올리기

01. 시작자세 두 다리는 어깨너비만큼 벌려 쭉 펴고 양팔은 주먹을 서로 마주 보게 하여 몸통 옆에 붙인 채 엎드려 누운 자세를 취한다.

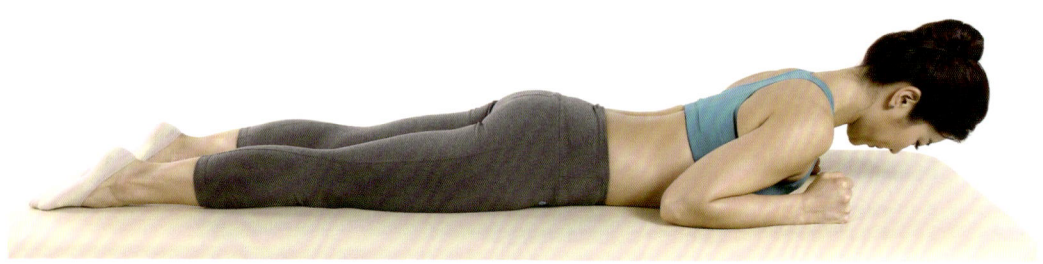

02. 동작 숨을 내쉬면서 코어근육을 수축시켜 몸을 안정화한 상태에서 양팔을 90도로 굽히고 양팔과 발가락으로 체중을 지지하는 플랭크 자세를 취한다. 이 자세에서 한쪽 다리를 천천히 위로 들어 올려 5초간 유지한 후 숨을 들이쉬면서 시작자세로 내린다. 좌우 교대로 5회씩 반복 시행한다.

앞팔과 발의 힘으로
몸을 지지한다

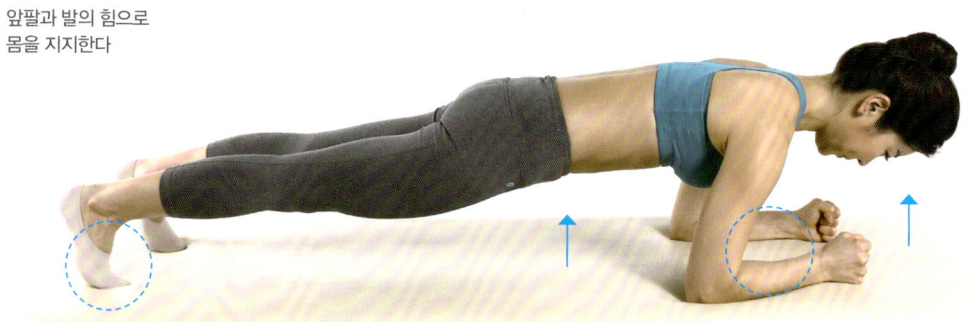

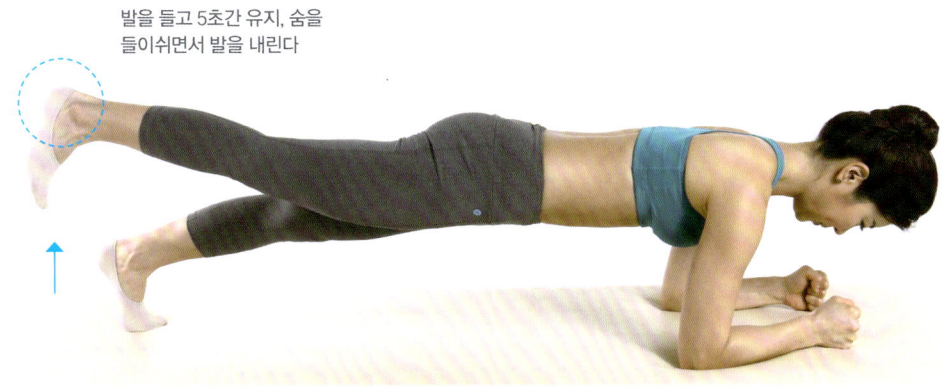

발을 들고 5초간 유지, 숨을 들이쉬면서 발을 내린다

03. 효과 코어근육, 견갑대, 대퇴근, 척추기립근, 복근 강화

04. 주의사항 다리를 너무 높이 들지 않고 다리를 들 때 허리가 구부정해지지 않도록 하고 허리는 중립 자세를 유지하도록 한다.

05. Note 머리는 몸과 일직선을 이루어 얼굴이 바닥을 향하도록 한다. 몸속 심부 코어근육의 활성화를 느껴본다.

플랭크 자세에서 다리 들어올리기

01. 시작자세

양팔을 펴서 손바닥으로 어깨 아래 바닥을 짚고 엎드린 상태에서 몸을 두 팔과 발가락으로 지지하면서 몸이 대각선으로 일직선이 되는 자세를 취한다.

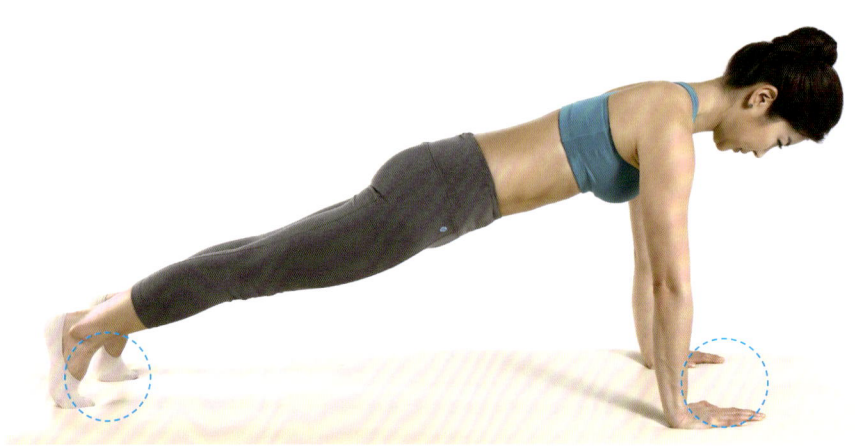

손과 발가락으로 몸을 지지한다

02. 동작

숨을 내쉬면서 한쪽 다리를 굽혀 가슴 쪽으로 당긴 다음 뒤로 뻗으면서 위로 들어 올렸다가 시작자세로 내린다. 좌우 교대로 같은 동작을 20회씩 반복 시행한다.

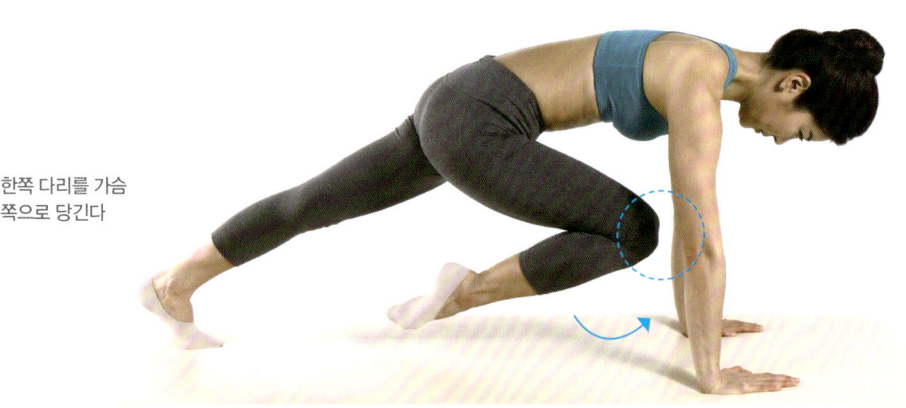

한쪽 다리를 가슴 쪽으로 당긴다

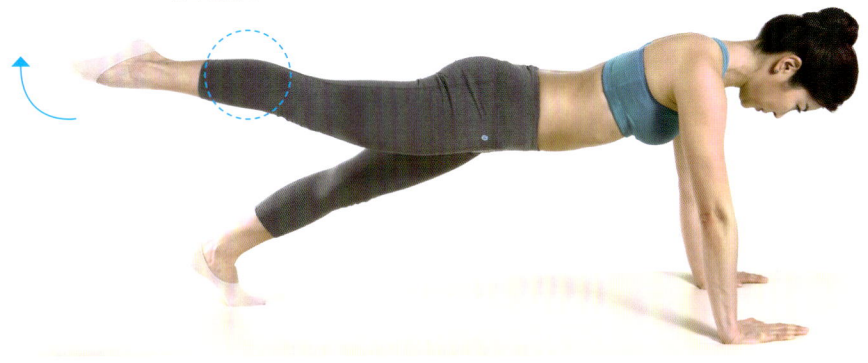

당긴 다리를 뒤로 뻗으며 들어 올린다

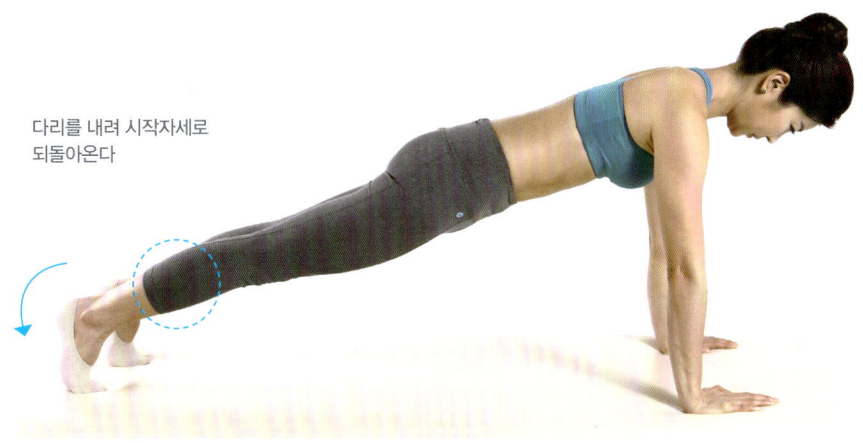

다리를 내려 시작자세로 되돌아온다

03. 효과 견갑대 안정화, 코어근육, 복근, 둔근과 척추기립근 강화

04. 주의사항 복부에 자극을 느껴 허리에 부담감이 증가하지 않도록 하고, 지지하는 팔로 바닥을 미는 힘을 계속 유지하여 어깨에 과도한 힘이 들어가지 않게 하며, 다리를 들어 올릴 때 골반이 기울어지지 않도록 주의한다.

05. Note 허리를 중립 자세로 유지하면서 몸속 심부 코어근육을 활성화시키고 움직임이 몸의 중앙에서 시작되도록 한다.

사이드 플랭크 Side Plank

01. 시작자세 ▸ 팔을 굽혀 팔꿈치를 바닥에 대서 상체를 들어 지지하고 두 다리는 양발을 앞뒤로 교차시켜 편 채 옆으로 누운 자세를 취한다.

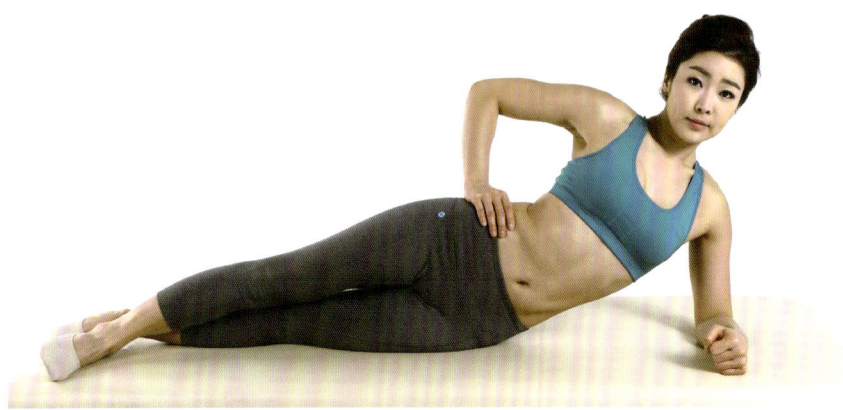

02. 동작 ▸ 숨을 내쉬면서 팔꿈치와 발만 바닥에 닿게 하고 골반과 다리를 바닥에서 들어 올려 몸이 대각선으로 일직선이 되게 하여 5초간 유지한 후 숨을 들이쉬면서 시작자세로 되돌아온다. 좌우 교대로 같은 동작을 5회씩 반복 시행한다.

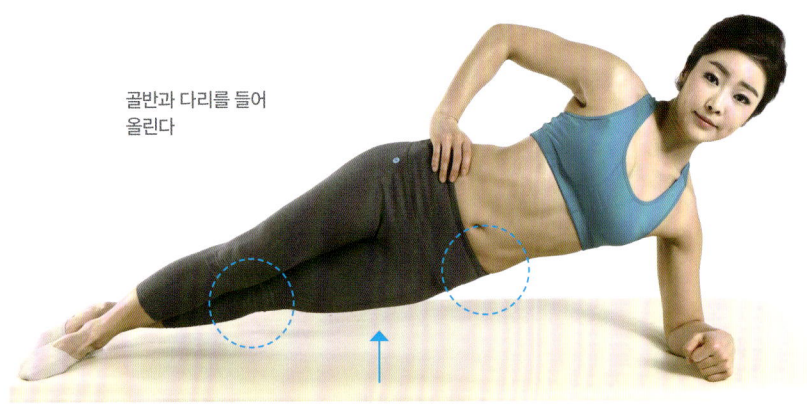

골반과 다리를 들어 올린다

03. 효과   코어근육과 몸통 측면 근육 강화, 균형 감각 증대

04. 주의사항   어깨와 팔꿈치에 문제가 있는 환자는 금기사항이다. 복부에 힘을 주어 균형을 잡아 상체가 흔들리지 않도록 주의한다.

05. Note   허리를 중립 자세로 유지하면서 몸속 심부 코어근육을 활성화시키고 움직임이 몸의 중앙에서 시작되도록 한다. 지지하는 팔로 바닥을 미는 힘을 계속 유지하여 어깨에 과도한 힘이 들어가지 않도록 한다.

옆으로 누워 두 다리 들어올리기

01. 시작자세
옆으로 누워 아래팔을 굽혀 머리에 베고 위쪽 손으로 몸 앞의 바닥을 짚어 균형을 잡으면서 두 다리를 쭉 편 채 누워 있는 자세를 취한다.

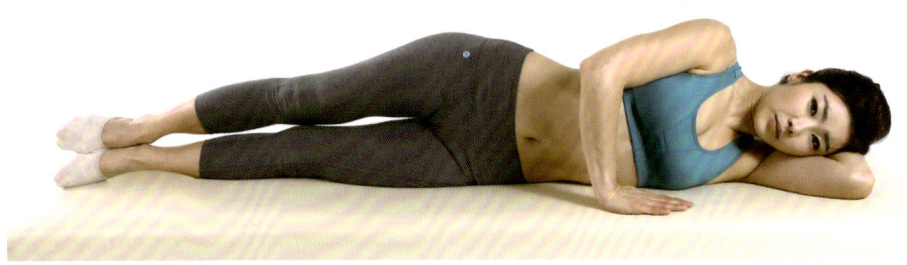

02. 동작
숨을 내쉬면서 허벅지가 완전히 떨어질 정도로 두 다리를 동시에 바닥에서 천천히 들어 올렸다가 숨을 들이쉬면서 시작자세로 내려놓는다. 좌우 교대로 같은 동작을 10회씩 반복 시행한다.

허벅지가 바닥에서 떨어질 정도로 다리를 올려준다

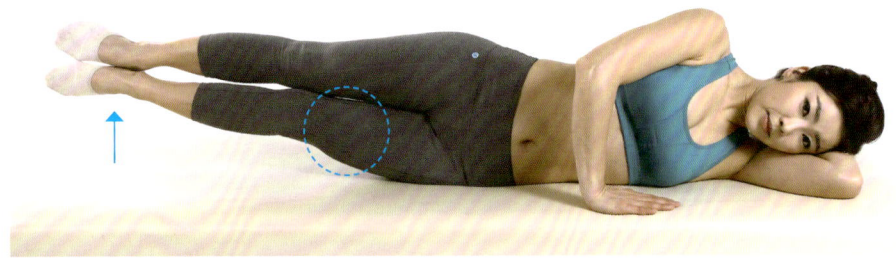

03. 효과 코어근육, 외/내전근, 복사근, 둔근 강화

04. 주의사항 다리를 들어 올릴 때 몸이 흔들리지 않아야 하고 어깨는 완전히 이완되어 있어야 한다.

05. Note 몸속 심부 코어근육을 활성화시켜 몸통을 바닥에 견고하게 안정화하고 허리는 중립 자세를 유지하도록 한다.

5단계

사이드 벤드 Side Bend

01. 시작자세 상체를 한쪽으로 비스듬히 기울여 팔과 무릎으로 지지하고 다른 한쪽 다리를 옆으로 뻗어놓은 자세를 취한다. 다른 한 손은 허리 부위에 편하게 위치시켜 놓는다.

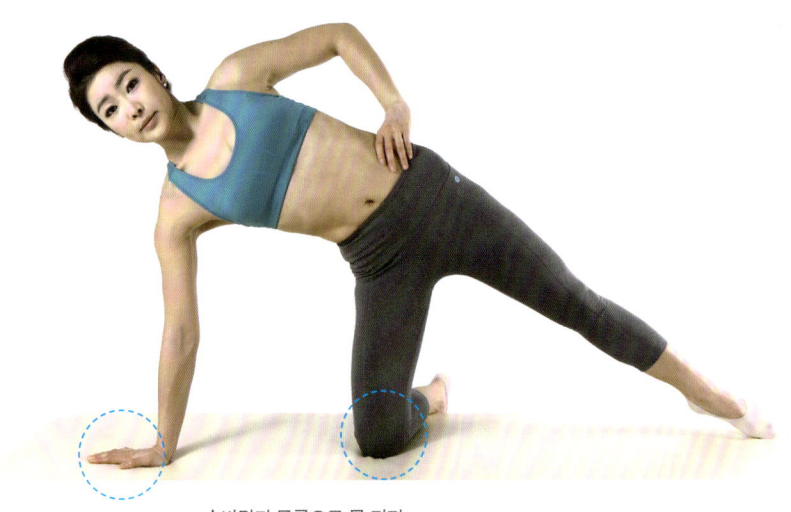

손바닥과 무릎으로 몸 지지

02. 동작 ▸ 숨을 내쉬면서 위쪽 팔을 옆으로 쭉 뻗은 다음 귀 옆 머리 위로 최대한 뻗어 올리고 동시에 무릎 꿇은 다리를 쭉 펴면서 몸통이 곡선이 되도록 골반 부위를 조금 더 높이 들어 올려 5초간 유지한 후 숨을 들이쉬면서 시작자세로 내려온다. 좌우 교대로 같은 동작을 5회씩 반복 시행한다.

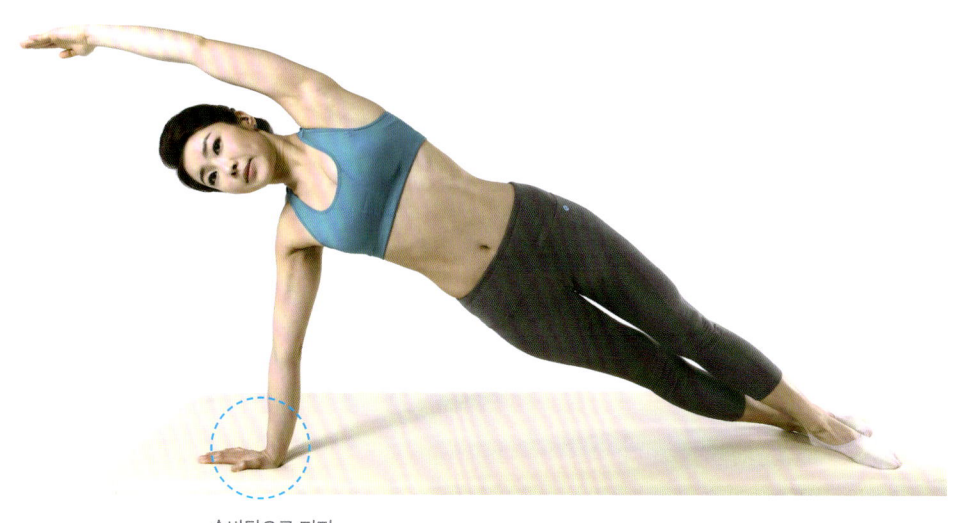

손바닥으로 지지

03. 효과 ▸ 어깨관절 안정화, 복사근 강화, 허리 유연성 증대, 균형 감각 증대

04. 주의사항 ▸ 손목과 어깨에 통증이 있는 환자는 금기사항이다.

05. Note ▸ 바닥에 지탱하는 팔은 바닥을 밀어내는 듯한 힘을 유지한다. 몸속 심부 코어근육을 활성화시켜 유지하여 몸을 지탱하고 몸의 중앙에서부터 움직임이 시작되도록 한다.

무릎 꿇고 다리 흔들기

01. 시작자세 ▶ 상체를 한쪽으로 비스듬히 기울여 팔과 무릎으로 지지하고 다른 한쪽 다리를 옆으로 뻗어놓은 자세를 취한다. 다른 한 손은 허리 부위에 편하게 위치시켜 놓는다.

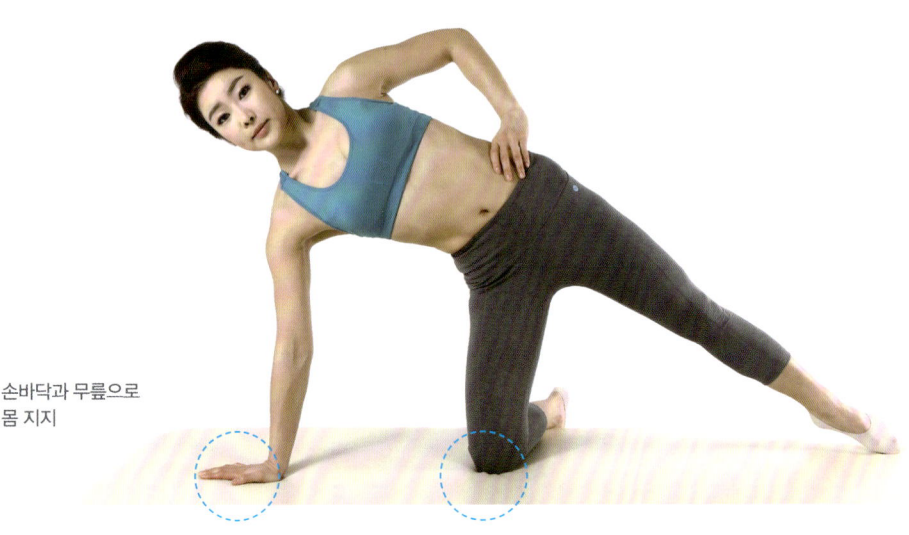

손바닥과 무릎으로
몸 지지

02. 동작 ▶ 뻗은 다리를 골반 높이만큼 들어 올린 상태에서 다리를 호흡에 맞춰 앞뒤로 천천히 움직여준다. 좌우 교대로 같은 동작을 10회씩 반복 시행한다.

전면에서 본 자세

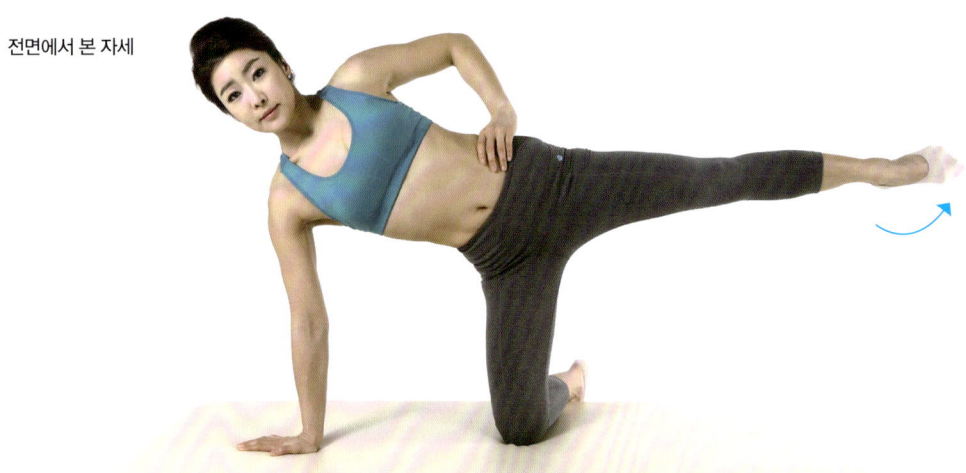

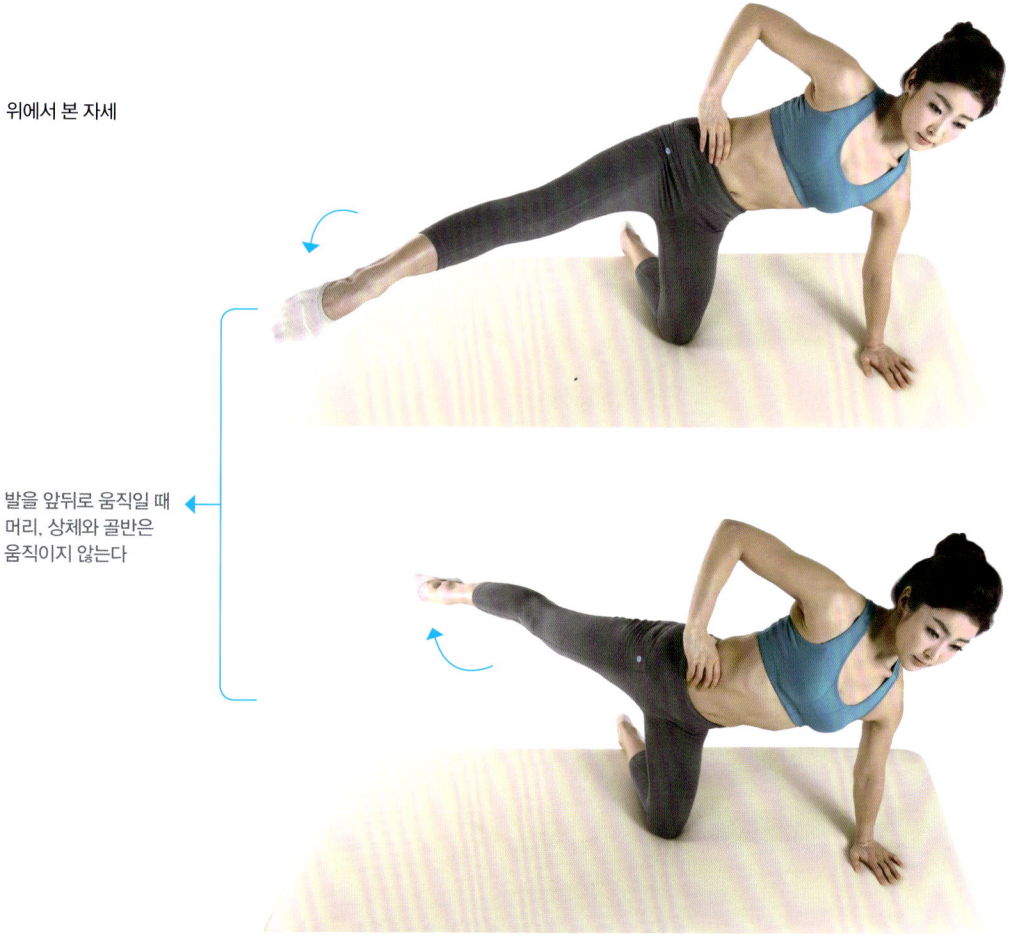

위에서 본 자세

발을 앞뒤로 움직일 때 머리, 상체와 골반은 움직이지 않는다

03. 효과 대/중둔근, 복근, 장요근, 외측 허벅지 근육 강화

04. 주의사항 손목과 어깨에 통증이 있는 환자는 금기사항이다. 복부에 힘을 주어 상체를 견고하게 안정화해서 움직임이 일어나지 않도록 한다.

05. Note 움직이는 다리는 골반 높이를 계속 유지해야 한다.

상체 회전시켜 들어올리기

01. 시작자세 양 손가락을 깍지 껴서 머리 밑에 받쳐두고 바로 누운 자세에서 두 다리를 90도로 굽혀 들어 올린다.

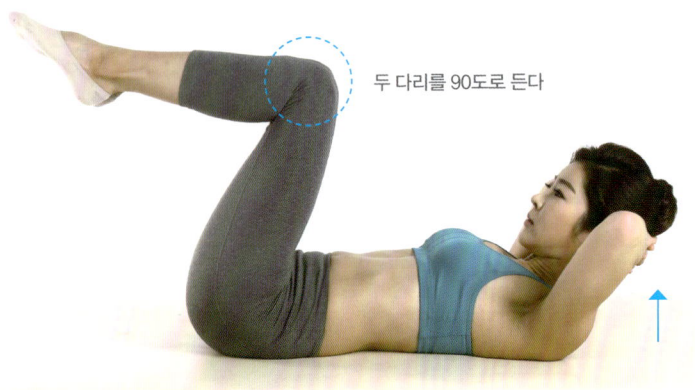

두 다리를 90도로 든다

02. 동작 숨을 내쉬면서 복부에 힘을 주고 상체를 천천히 대각선 방향으로 다리를 향해 경사지게 들어 올리면서 동시에 그쪽 다리는 상체를 향해 굽혀 당기고 다른 쪽 다리는 쭉 뻗어준다. 숨을 들이쉬면서 시작자세로 되돌아온다. 좌우 교대로 같은 동작을 10회씩 반복 시행한다.

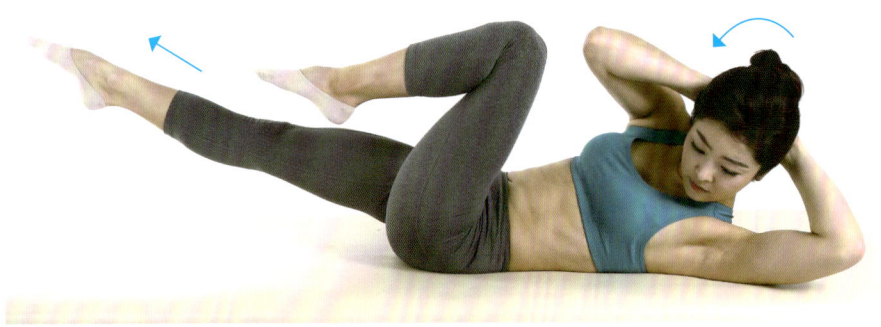

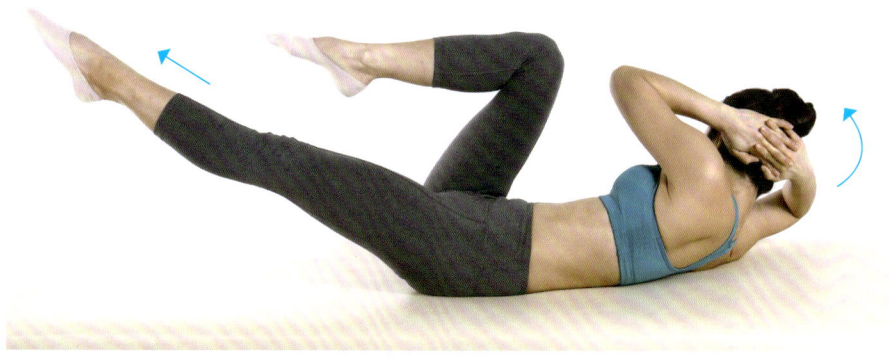

03. 효과	코어근육, 복사근, 요방형근, 하지 근육 강화
04. 주의사항	머리를 과다하게 숙이지 않도록 주의한다. (머리를 들기보다 가슴을 든다는 느낌으로 움직인다.)
05. Note	몸속 심부 코어근육을 활성화시켜 상체와 다리를 움직일 때 골반이 바닥에서 떨어지지 않도록 안정화한다. 몸의 중앙에서 움직임이 시작되도록 한다.

상체와 하지 들어올리기 (고급)

01. 시작자세
바로 누운 자세에서 두 다리를 모아 펴고 양팔을 귀 옆 머리 위로 뻗어 올린 상태를 유지한다.

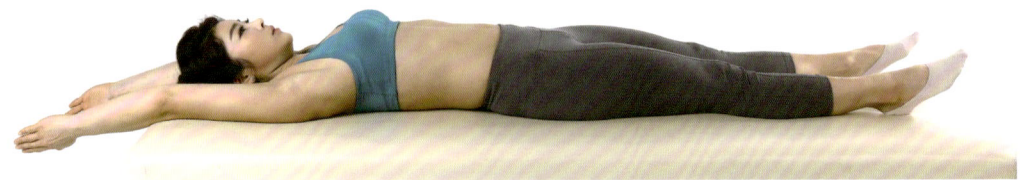

02. 동작
숨을 내쉬면서 복부에 힘을 주고 두 다리와 상체를 동시에 들어 올리면서 양팔을 발가락을 향해 최대한 뻗어주어 5초간 유지한 후 숨을 들이쉬면서 시작자세로 내려온다. 이 동작을 5회 반복 시행한다.

초급 자세

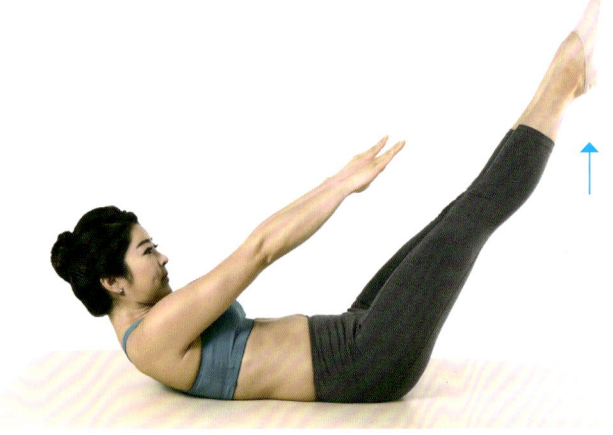

등과 엉덩이를 바닥에 견고하게 밀착

고급 자세

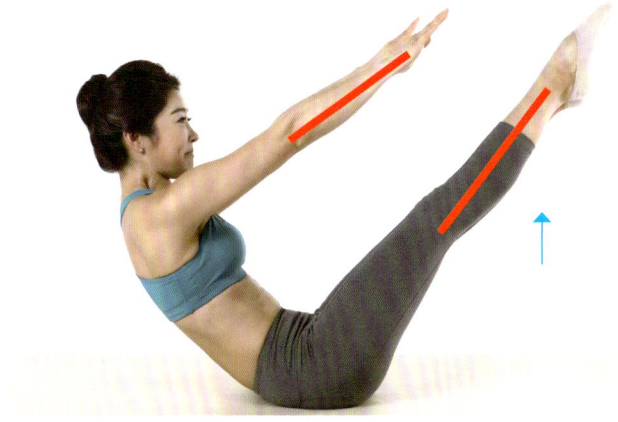

초급부터 단계적으로 고급까지 진행한다
무리한 고급 자세는 부상을 초래한다

03. 효과 코어근육과 복근 강화, 균형 감각 증대

04. 주의사항 팔과 다리가 서로 평행을 이루도록 하고 골반을 바닥에 견고하게 안정화해서 몸에서 흔들림이 일어나지 않도록 주의한다.

05. Note 고관절에서 몸이 굽어지고 몸의 중앙에서 움직임이 시작되어야 한다. 목에 통증이 있는 경우에 턱을 약간 당겨 목젖에 붙이는 느낌으로 힘을 주고 동작을 시행한다.

역 플랭크 Reverse Plank 자세에서 다리 들어올리기

01. 시작자세 ▶ 얼굴이 천장을 바라보는 자세에서 양팔은 펴서 손끝이 다리로 향하게 하여 손바닥으로 어깨 아래 바닥을 짚고 다리는 발뒤꿈치를 바닥에 대고 지지하여 몸이 대각선으로 일직선이 되는 자세를 취한다.

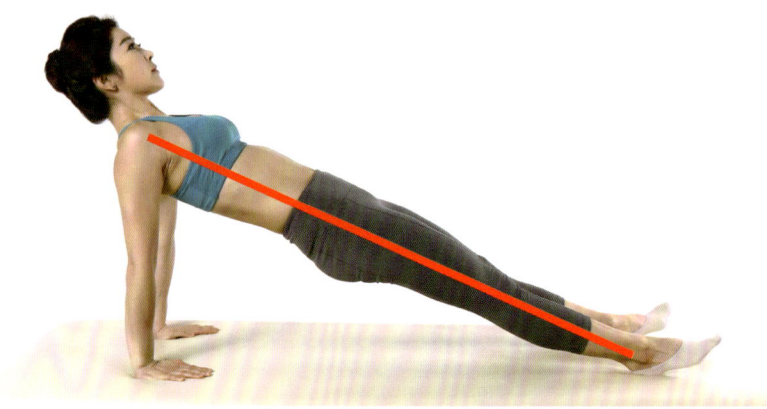

02. 동작 ▶ 숨을 내쉬면서 복부에 힘을 주고 몸을 일직선으로 유지한 채 한쪽 다리를 바닥과 수직이 되게 천장을 향해 들어 올렸다가 숨을 들이쉬면서 시작자세로 되돌아온다. 좌우 교대로 같은 동작을 10회씩 반복 시행한다.

초급 자세

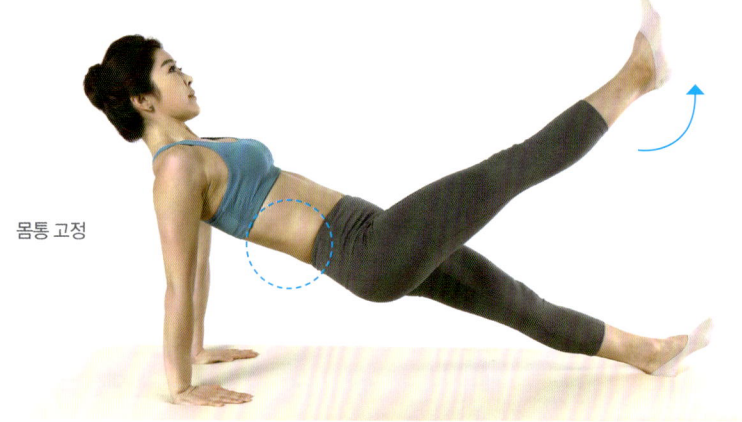

몸통 고정

고급 자세

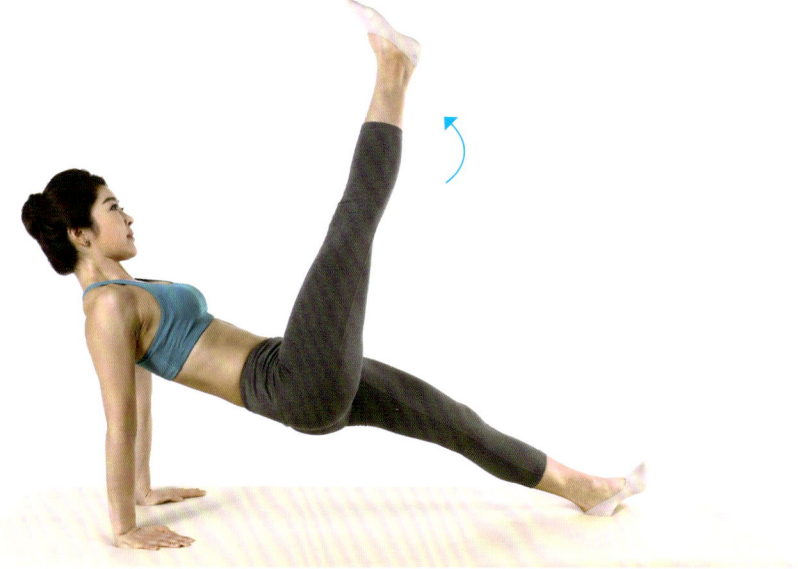

무리한 동작을 하면 근육에 무리가 올 수 있다

03. 효과 코어근육, 복근과 둔근 강화, 견갑대 안정화

04. 주의사항 지지하는 팔로 바닥을 미는 힘을 유지하여 어깨에 과도한 힘이 들어가지 않도록 하고 복부에 자극을 느껴 허리에 부담감이 증가하지 않도록 주의한다.

05. Note 몸속 심부 코어근육을 활성화시켜 상체가 기울어지거나 흔들리지 않도록 안정화한다. 다리를 들어 올리는 각도는 처음에는 낮은 각도에서 시작하여 점차 증가시켜 나가도록 한다.

수영 동작

01. 시작자세 ▶ 양팔은 귀 옆 머리 위로 최대한 뻗어 척추를 늘여놓고 두 다리는 엉덩이 너비만큼 벌려 쭉 뻗은 채 엎드려 누운 자세를 취한다.

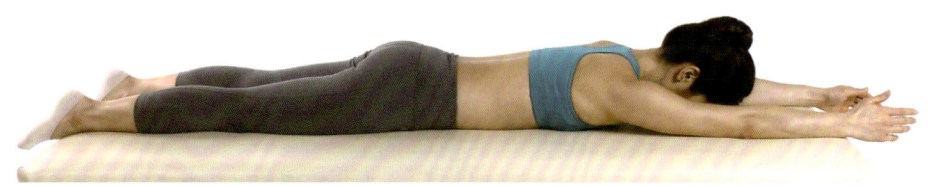

02. 동작 ▶ 양팔과 두 다리를 동시에 테이블 위로 들어 올리면서 얼굴과 가슴도 바닥에서 살짝 떨어질 정도로 같이 들어 올린다. 그 자세에서 연속적으로 한쪽 팔과 반대편 다리를 좀 더 들어 올렸다가 내리는 동작을 반복한다. 좌우 교대로 같은 동작을 호흡에 맞춰 10회씩 반복 시행한다.

양팔과 두 다리를 동시에 테이블 위에서 들어 올린다

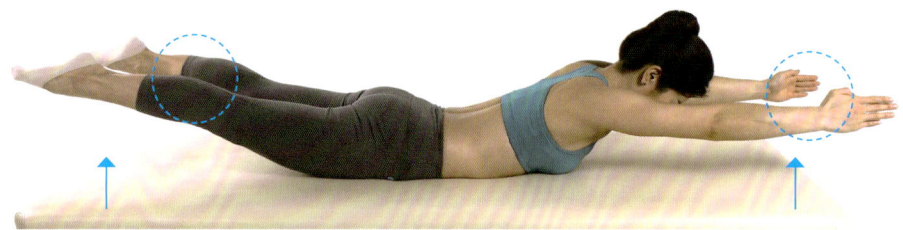

손과 발을 교차하여
올렸다 내렸다
10회 정도 반복한다

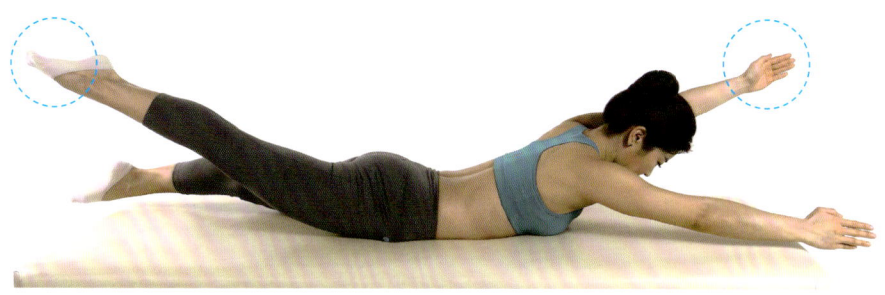

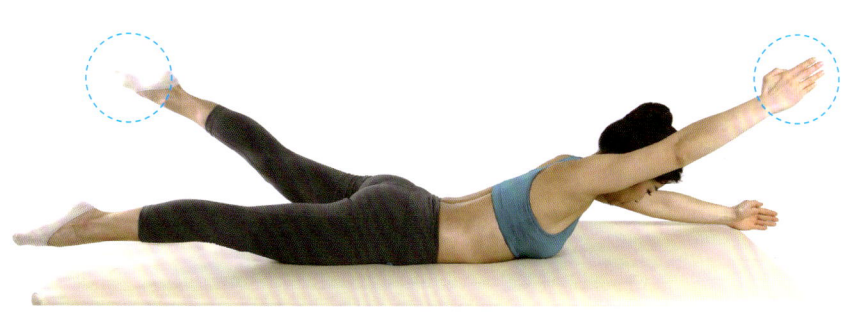

| 03. 효과 | 코어근육, 척추기립근, 대둔근, 요방형근, 상하지 근육 강화 |

| 04. 주의사항 | 척추관협착증 및 척추후관절증후군 환자는 금기사항이다. 고개를 과도하게 젖혀 목과 어깨가 긴장되지 않도록 주의한다. 코어근육 활성화로 움직이는 것이지 몸통을 회전시켜 움직이는 것이 아니라는 점에 유념한다. |

| 05. Note | 얼굴은 바닥을 바라보는 상태로 바닥에서 들어준다. 몸의 중앙에서 움직임이 시작되어야 하며, 복부에 힘을 주어 몸을 바닥에 견고하게 안정화하면서 몸속 심부 코어 근육을 활성화시켜 유지한다. 팔다리를 든 채로 움직이는 것이 힘들면 처음에는 팔다리를 바닥에 내렸다가 올리는 동작으로 시행한다. |

상체 앞으로 숙여 T자 만들기

01. 시작자세 다리를 90도로 굽혀 들고 다른 한쪽 다리로 서서 양손을 그 무릎 위에 살짝 올려둔 자세를 취한다.

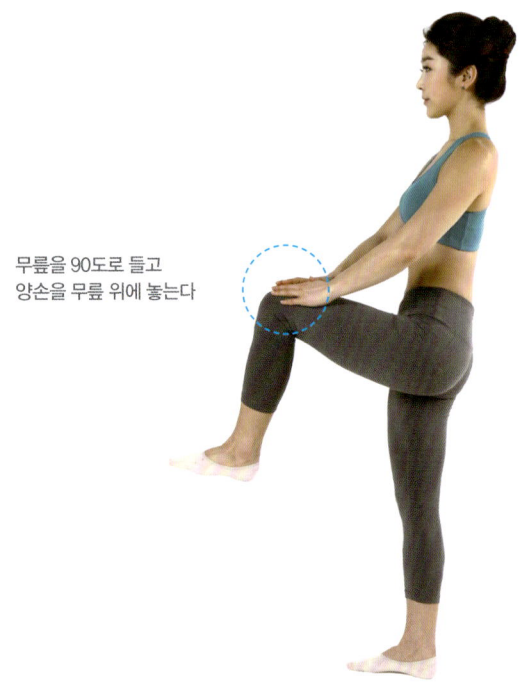

무릎을 90도로 들고
양손을 무릎 위에 놓는다

02. 동작 숨을 내쉬면서 복부에 힘을 주고 굽힌 다리를 펴서 뒤로 뻗어주며 동시에 양팔을 옆으로 벌리면서 상체를 앞으로 숙여 알파벳 T자 모양이 되도록 한다. 한쪽 다리로 균형을 잡으면서 5초 동안 유지한 후 숨을 들이쉬면서 시작자세로 되돌아온다. 좌우 교대로 같은 동작을 5회씩 반복 시행한다.

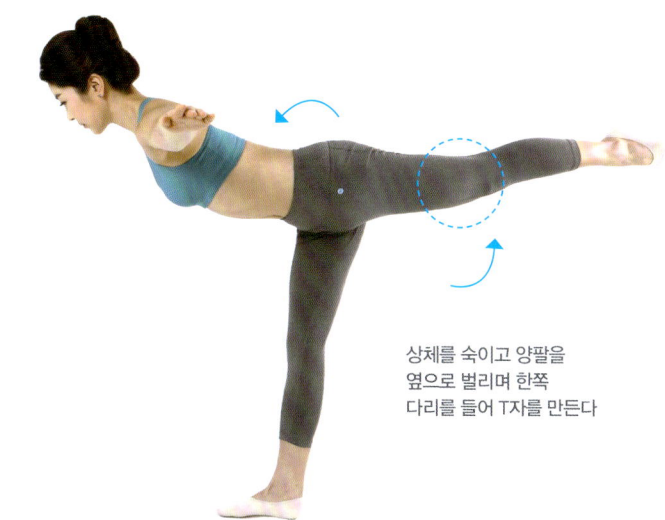

상체를 숙이고 양팔을 옆으로 벌리며 한쪽 다리를 들어 T자를 만든다

테이블의 도움을 받으면 더 좋은 자세를 만들 수 있다

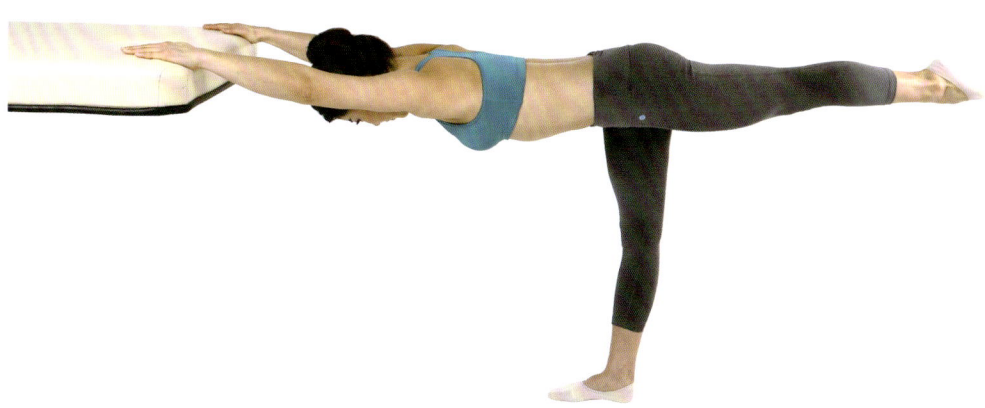

03. 효과 코어근육, 척추기립근, 둔근과 하지 근육 강화, 균형 능력 증대

04. 주의사항 허리 통증 환자는 금기사항이다. 상체나 골반에서 움직임이 일어나지 않도록 주의한다.

05. Note 허리가 구부러지지 않고 바르게 펴진 중립 자세를 유지하면서 복부에서 코어근육의 활성화를 유지하도록 한다. 처음에는 T자 모양으로 숙이는 것이 어려우므로 벽이나 테이블을 잡고 연습하거나 몸통을 사선으로 기울인다.

엎드려 제자리 뛰기

01. 시작자세 ▶ 양팔을 펴서 손바닥으로 어깨 아래 바닥을 짚고 발가락을 세워 몸을 지지하면서 몸이 대각선으로 일직선이 되는 자세(플랭크 자세)를 취한다.

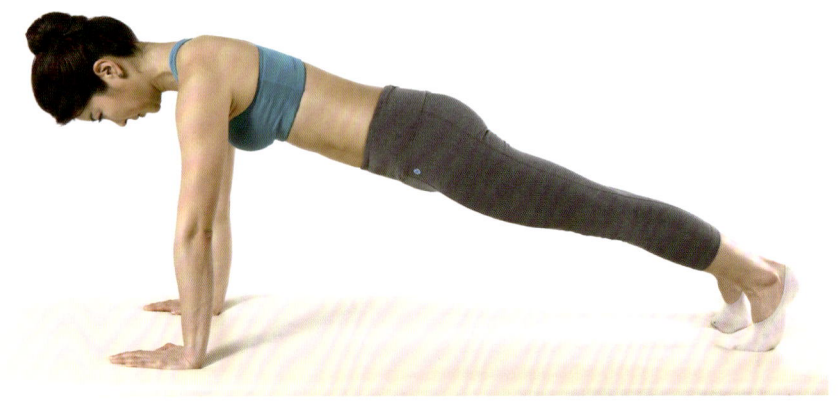

02. 동작 ▶ 호흡에 맞춰 가볍게 뛰는 동작으로 한 다리씩 번갈아가며 가슴 쪽으로 굽혀 당겨 올렸다가 제자리로 내린다. 좌우 교대로 같은 동작을 10회씩 반복 시행한다.

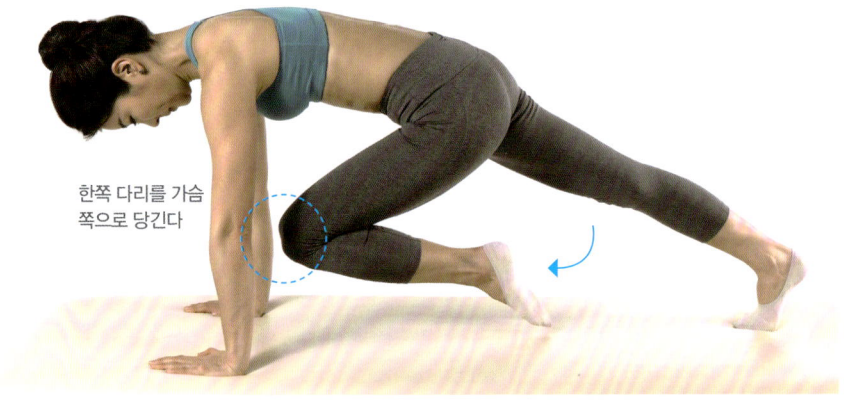

한쪽 다리를 가슴 쪽으로 당긴다

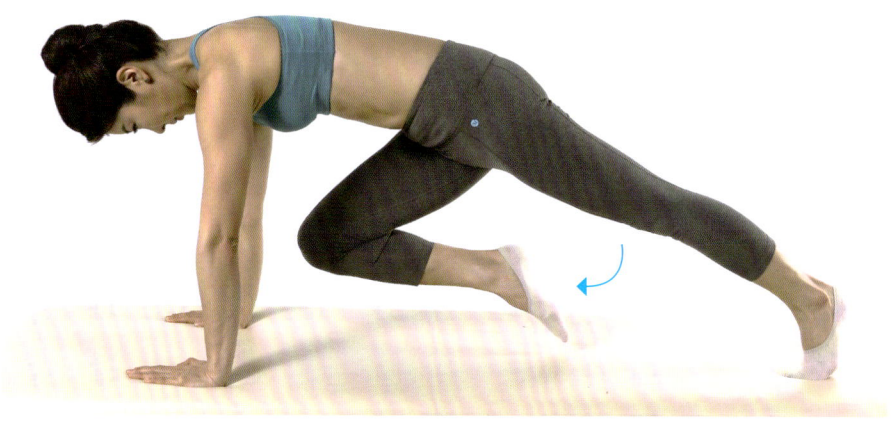

03. 효과 코어근육, 견갑대, 척추기립근, 복근, 하지 근육 강화

04. 주의사항 손목과 어깨에 통증이 있는 환자는 금기사항이다. 다리를 구부릴 때 엉덩이가 높이 올라오지 않도록 한다.

05. Note 무릎을 굽혀 다리를 당길 때 허리가 구부정해지지 않도록 척추의 커브를 유지하고 머리와 몸통은 바닥과 평행을 이루어 얼굴이 바닥을 향하도록 한다.

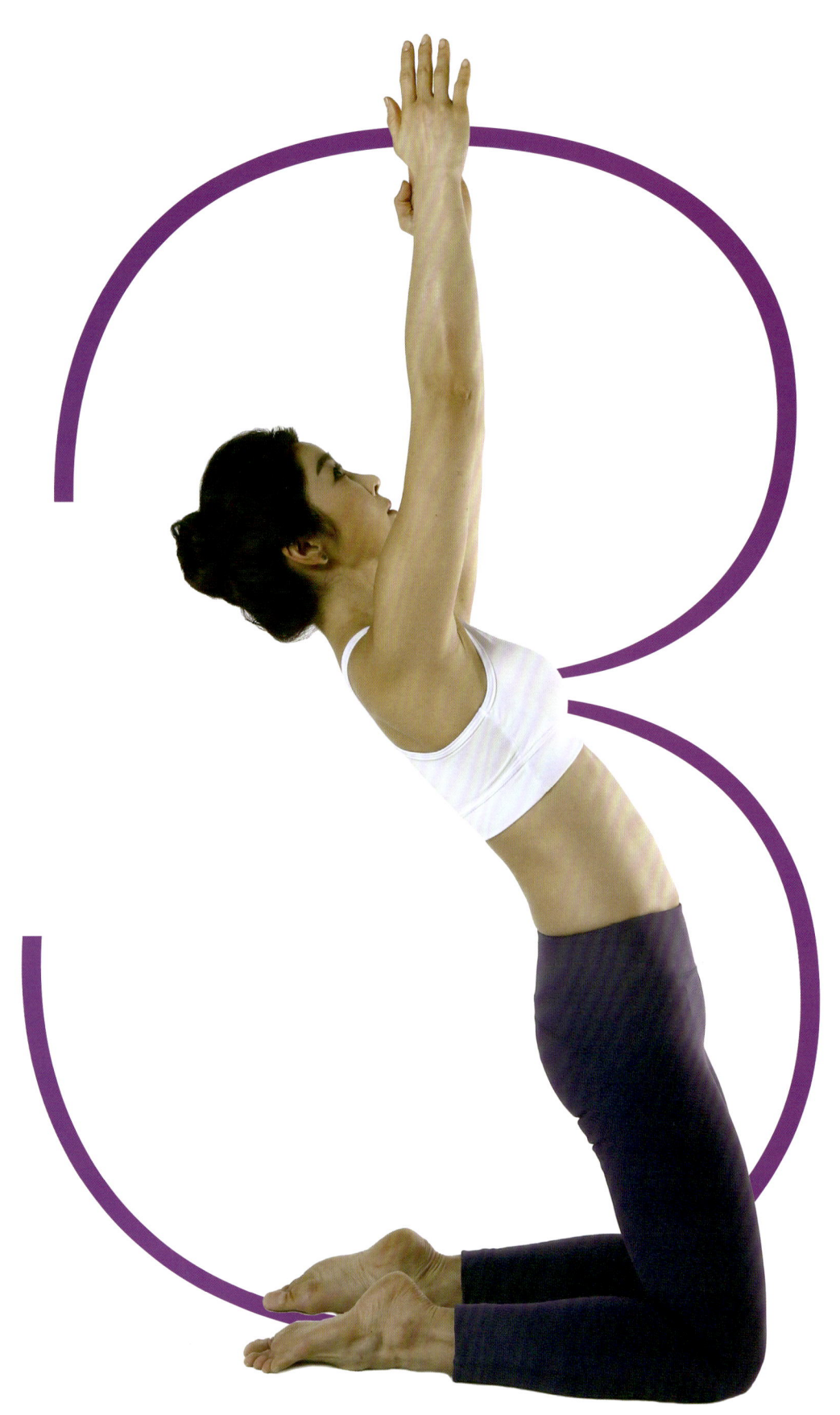

직장에서 할 수 있는 코어근육 강화 운동

우리 몸의 관절이나 뼈는 너무 많이 사용해도 노화가 급격하게 이루어지지만 너무 적게 움직여도 빠르게 노화가 진행되고 퇴행해 약해지기 마련이다. 현대인들에게 건강은 물론 척추, 관절 등을 위협하는 가장 큰 원인은 특별히 시간을 내서 운동을 하지 않는 한 지나칠 정도로 활동성이 저하된 생활을 하고 있다는 것이다.

컴퓨터나 스마트폰이 없이는 직장 생활은 물론 일상생활을 할 수 없게 되면서 이러한 위협은 더욱 강해졌다. 예전에는 대개 노년층에서 척추 및 관절 질환 환자들이 많았지만 최근에는 청소년층에서도 생활습관으로 인해 척추나 관절의 질환을 호소하는 환자들이 늘어나고 있다.

일이나 공부를 해야 하는 환경으로 인해 우리의 척추 및 관절 건강이 위협받고 있는 것이다. 그렇다고 이런 저런 핑계를 대면서 건강을 지키기 위한 노력을 하지 않는다면, 그것은 스스로에게 합법을 가장한 폭력을 행사하는 것이나 다름없다고 할 수 있다.

일을 하거나 공부를 한다는 합법으로 우리의 척추를 병들게 만들기 때문이다. 그래서 이 장에서는 바닥을 이용해 운동할 수 없는 직장이나 일터에서 손쉽게 할 수 있는 코어근육 강화 운동을 소개한다.

여기에 소개되어 있는 운동들은 서서 하는 운동, 의자에 앉아서 편하게 하는 운동, 그리고 의자를 이용해서 하는 운동으로 구성되어 있다. 마찬가지로 이 장에서도 두 종류의 운동 모두 강도와 난이도에 따라 1단계와 2단계로 나누어 구성해놓았다.

운동의 순서도 각 단계별로 완성시킨 후 그 다음 단계로 넘어가도록 권한다. 이 운동 프로그램 역시 시행 및 진행 중 신체의 어느 부위에서든지 통증이 발생하면 즉시 중단하도록 한다.

제1장
의자에 앉은 자세에서 하는 운동

의자 1단계
호흡 평가와 호흡 운동

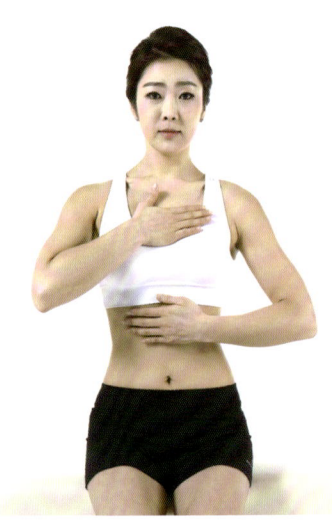
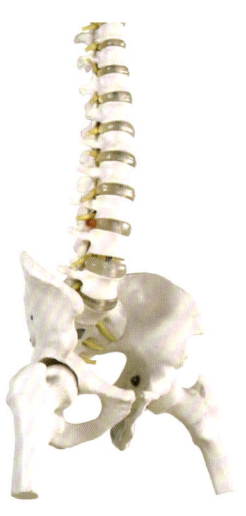

호흡할 때 척추 자세

1. 호흡 평가

앉은 자세에서 한 손은 상부 복부에 그리고 다른 한 손은 상부 가슴에 올려놓고 호흡을 하는 동안 두 손의 움직임을 관찰한다. 숨을 들이쉴 때 가슴 쪽 손이 복부 쪽 손보다 먼저 위로 움직이고 더 많이 움직이면 호흡 양상에 기능이상이 있음을 의미한다.

2. 호흡 운동

편안하게 의자 위에 앉은 자세에서 머릿속에 상부 가슴 및 복부 위에 올려놓은 두 손을 항상 의식하면서 숨을 들이쉴 때 두 손을 동시에 밀어낸다는 생각으로 호흡을 시행한다. 이것이 횡격막 호흡이고 코어근육 강화에 필요한 호흡법이다.

이완 자세

01. 시작자세
의자에 앉아 두 다리를 어깨너비 이상으로 벌리고 양팔을 몸 옆에 나란히 내려놓는다. 골반을 전방으로 기울여 허리 만곡을 유지해서 허리를 바로 세우고 중립 자세를 유지한다.

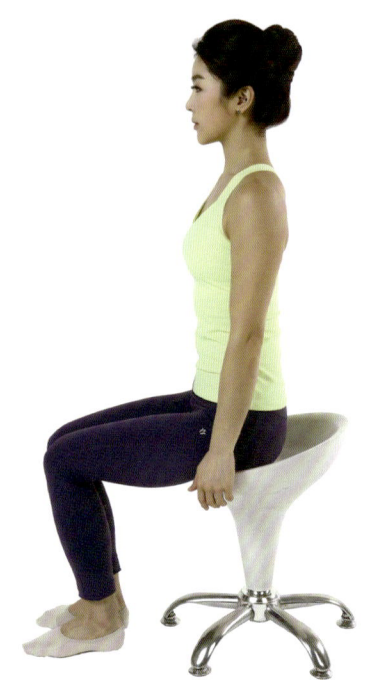

02. 동작
숨을 내쉬면서 양 엄지가 외측으로 향하도록 팔을 돌려 어깨와 가슴을 편다. 턱을 살짝 뒤로 당기고 배를 집어넣으며 엉덩이 근육에도 힘을 주어 5초간 유지한 후 숨을 들이쉬면서 시작자세로 되돌아온다. 이 동작을 5회 반복 시행한다.

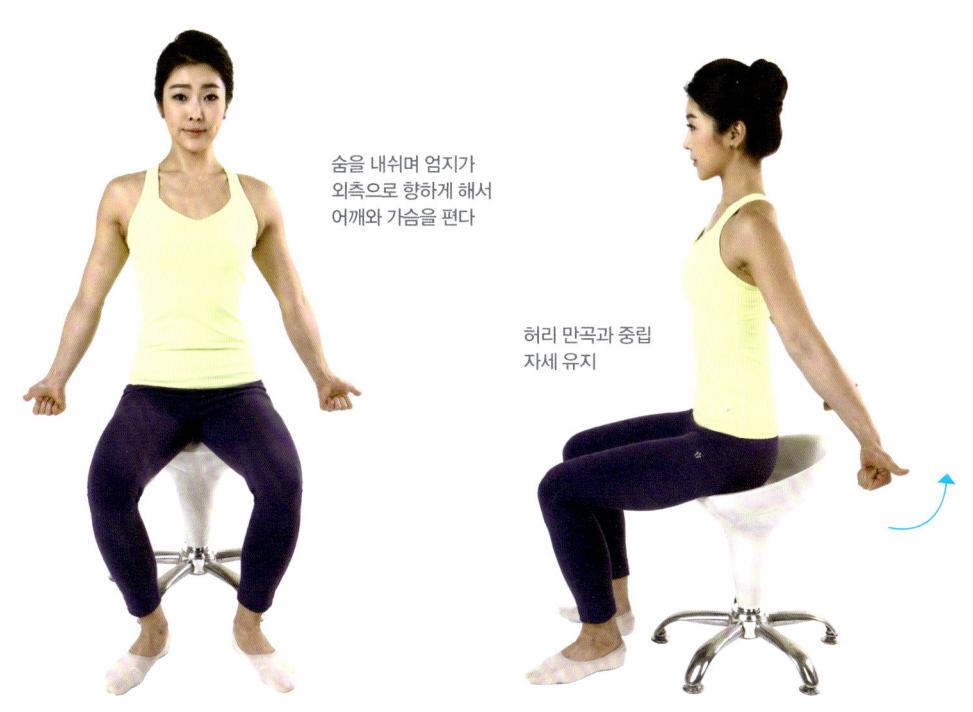

숨을 내쉬며 엄지가 외측으로 향하게 해서 어깨와 가슴을 편다

허리 만곡과 중립 자세 유지

03. 효과 코어근육 강화, 자세 및 근육 불균형 교정

04. 주의사항 가슴을 앞으로 내밀거나 턱을 숙이는 자세가 되어서는 안 된다.

05. Note 근육 불균형으로 인한 자세 이상의 교정은 물론 호흡에도 많은 도움이 되는 운동이다.

의자에서 골반 전후 기울이기

01. 시작자세 양팔을 가슴 앞에 교차해둔 상태에서 두 다리를 약간 벌리고 허리를 바로 세운 채 의자에 앉은 자세를 취한다.

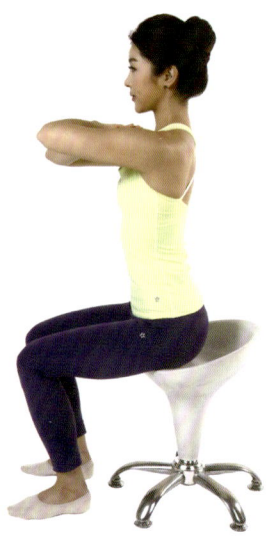

02. 동작 양 팔을 팔짱을 끼듯이 가슴 앞에 교차시켜 놓고 척추를 똑바로 세운 채 호흡에 맞춰 골반을 전방으로 살짝 기울였다가(오리 궁둥이 만들듯이) 다시 후방으로 기울인다. 이 동작을 10회 반복 시행한다.

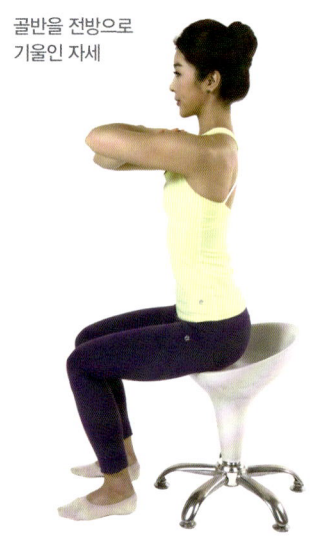

골반을 전방으로 기울인 자세

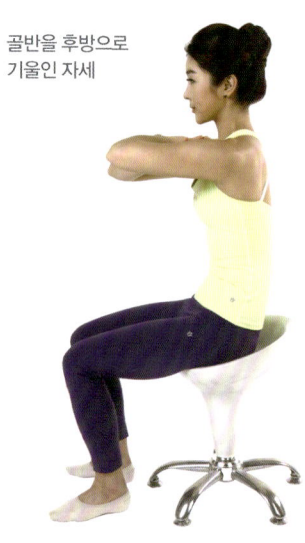

골반을 후방으로 기울인 자세

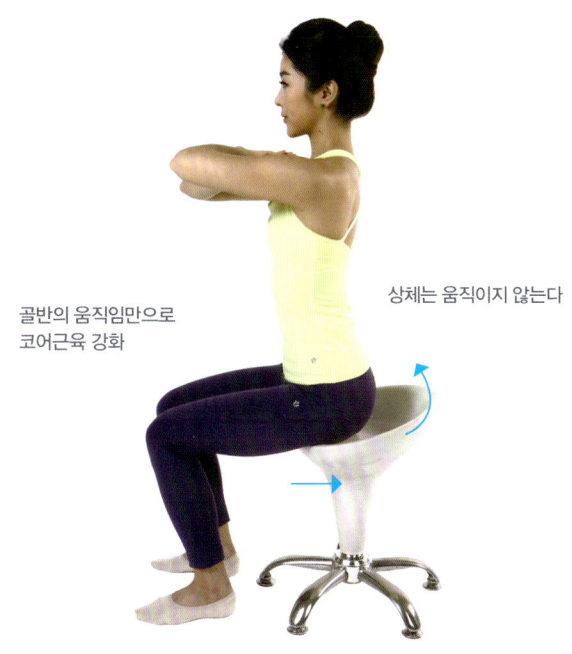

골반의 움직임만으로 코어근육 강화

상체는 움직이지 않는다

| 03. 효과 | 코어근육, 복근 강화, 골반기저근 강화 |

| 04. 주의사항 | 상체의 움직임 없이 골반만 움직여야 한다. 허리를 과도하게 젖히거나 C자로 구부리지 않도록 한다. |

| 05. Note | 동작을 진행하는 과정에서 몸속 심부 코어근육을 활성화시켜 유지하고 척추는 똑바로 바닥과 수직을 이룬 상태로 중립 자세를 유지해야 한다. 골반을 움직일 때 그 움직임을 잘 느끼지 못할 때에는 척추를 살짝 구부렸다가 펴면서 골반을 함께 움직인다. |

의자에서 골반 좌우 기울이기

01. 시작자세 ▶ 양팔을 가슴 앞에 교차해둔 상태에서 두 다리를 약간 벌리고 허리를 바로 세운 채 의자에 앉은 자세를 취한다

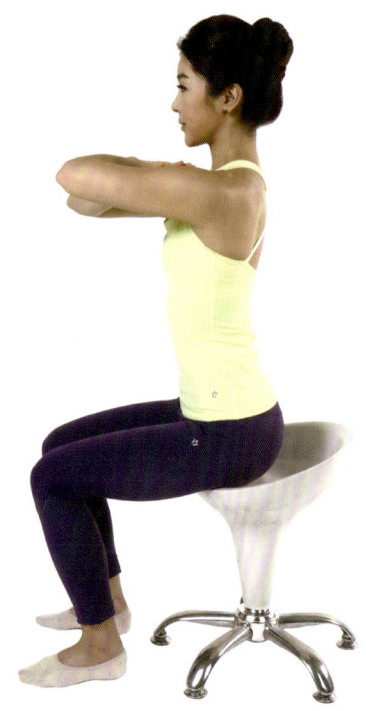

02. 동작 ▶ 척추를 똑바로 세운 채 호흡에 맞춰 골반을 좌우로 기울인다. 좌우 교대로 각 10회씩 반복 시행한다. 몸속 심부 코어근육을 활용한다.

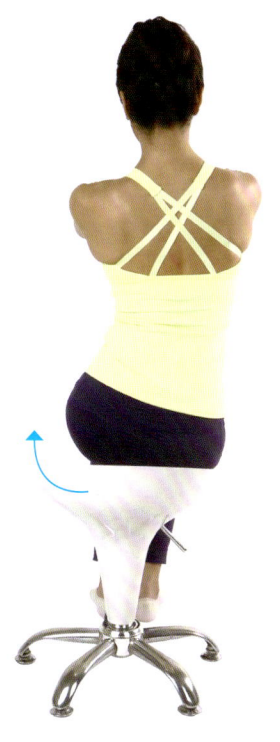 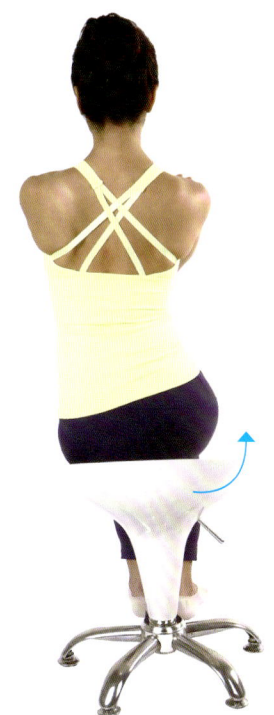

| 03. 효과 | 코어근육, 복근 강화 |

| 04. 주의사항 | 골반만 기울어져야 하고 상체는 기울어지지 않도록 주의한다. |

| 05. Note | 동작을 진행하는 과정에서 몸속 심부 코어근육을 활성화시켜 유지하고 척추는 똑바로 바닥과 수직을 이룬 상태로 중립 자세를 유지해야 한다. |

의자 2단계
앉은 자세에서 팔다리 교차시키기

01. 시작자세 ▸ 양손을 깍지 껴서 머리 뒤에 대고 두 다리를 어깨너비만큼 벌린 후 상체를 바로 세운 채 의자에 앉는다.

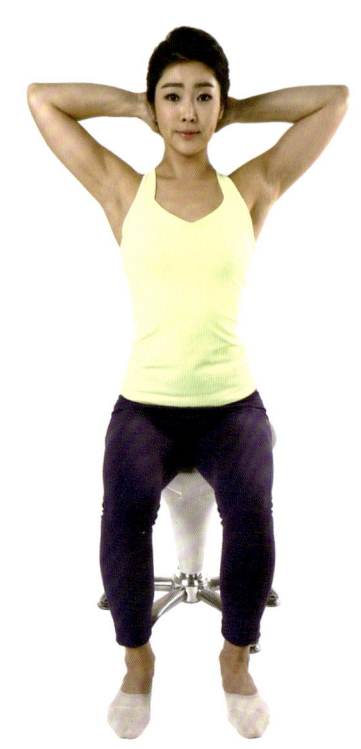

02. 동작 ▸ 숨을 내쉬면서 상체를 반대편 다리를 향해 비틀어 내려 팔꿈치와 무릎이 서로 맞닿게 한 후 숨을 들이쉬면서 시작자세로 되돌아온다. 좌우 교대로 같은 동작을 10회씩 반복 시행한다.

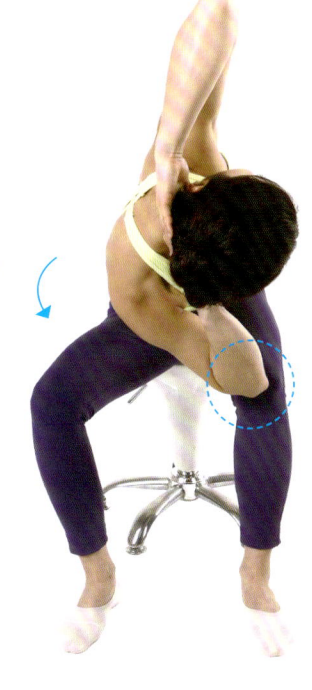

팔꿈치와 무릎이 맞닿게
상체를 비틀어 내린다

03. 효과	코어근육, 복사근, 장요근 강화
04. 주의사항	상체를 아래로 비틀어 당겨 내릴 때 손으로 목을 당겨 내리지 않도록 주의한다.
05. Note	몸의 중심에서 움직임이 시작되어야 하고 무릎과 팔꿈치가 몸의 중앙에서 만나도록 한다. 동작을 시행하면서 심부 코어근육의 활성화를 유지한다.

앉은 자세에서 다리 들어올리기

01. 시작자세 ▸ 양손으로 의자 옆 부분이나 의자 손잡이를 견고하게 잡은 채 의자에 앉는다.

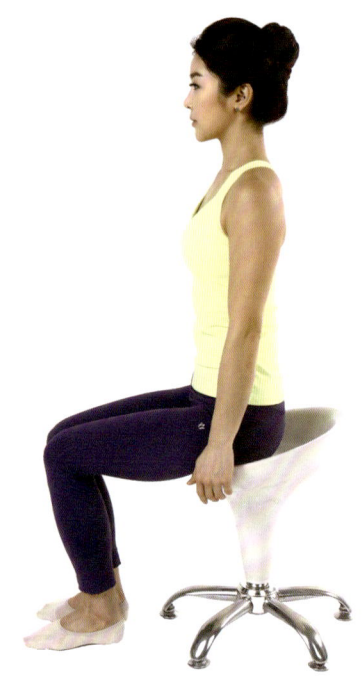

02. 동작 ▸ 숨을 내쉬면서 두 다리를 모아서 편 상태로 바닥과 평행하게 들어 올린 다음 무릎을 90도로 굽힌 상태를 유지하면서 허벅지를 가슴으로 최대한 당겼다가 숨을 들이쉬면서 시작자세로 내려놓는다. 이 동작을 10회 반복 시행한다.

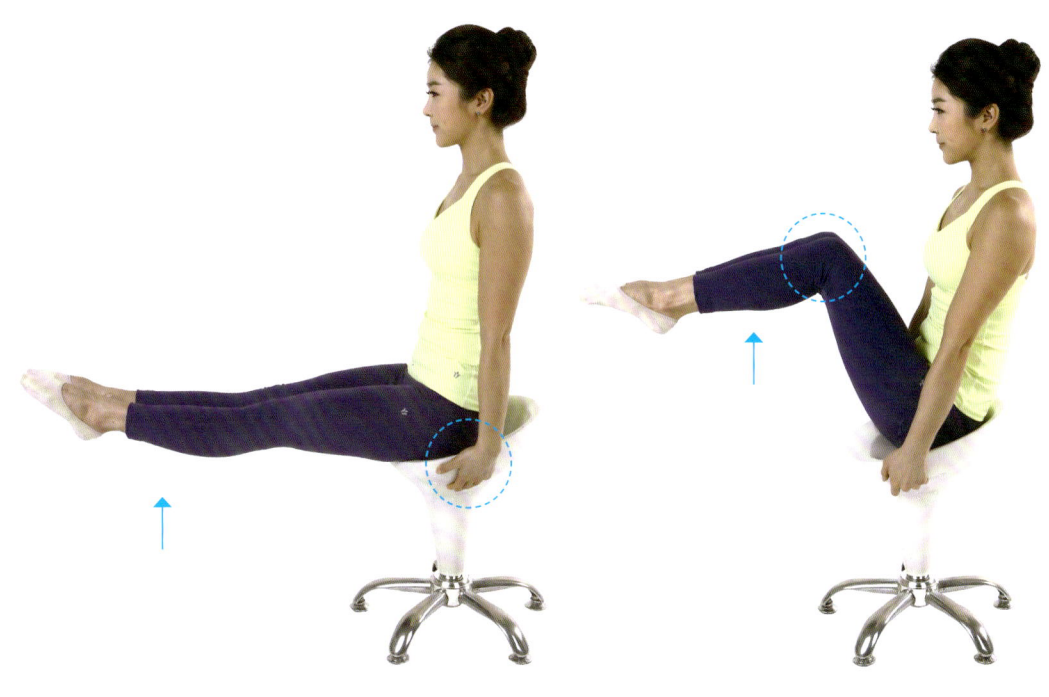

손으로 의자를 잡아 안정감을 유지하고 두 다리를 평행하게 든다

들어 올린 다리를 90도로 구부린다

03. 효과   코어근육, 복근, 다리 굴근 강화

04. 주의사항   척추를 똑바로 세운 상태를 유지하고 상체에서 움직임이 일어나지 않도록 주의한다. 다리를 당길 때 무릎을 가슴 쪽으로 당기는 느낌으로 움직인다.

05. Note   다리를 가슴으로 당길 때 균형을 유지하기 위해 상체를 약간 전방으로 당겨준다. 몸의 중심에서 움직임이 시작되어야 하고 심부 코어근육의 활성화를 유지한다.

의자를 이용한 싯업 Sit-Up

01. 시작자세 의자의 끝 모서리에 팔을 펴서 손바닥으로 받쳐 상체를 지지하고 상체가 의자 밖에서 공중에 뜬 상태로 앉은 듯한 자세를 취한다.

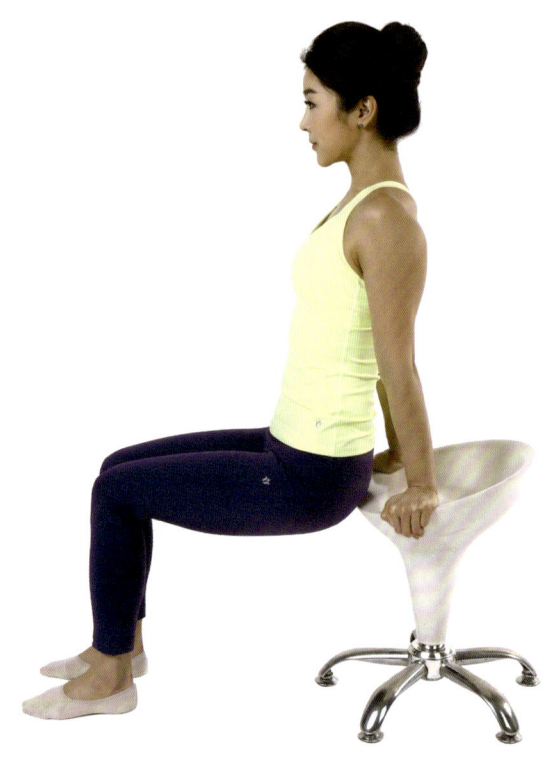

02. 동작 숨을 내쉬면서 한쪽 다리를 펴서 바닥과 수평으로 뻗어 5초간 유지한 후 숨을 들이쉬면서 시작자세로 되돌아온다. 좌우 교대로 같은 동작을 5회씩 반복 시행한다.

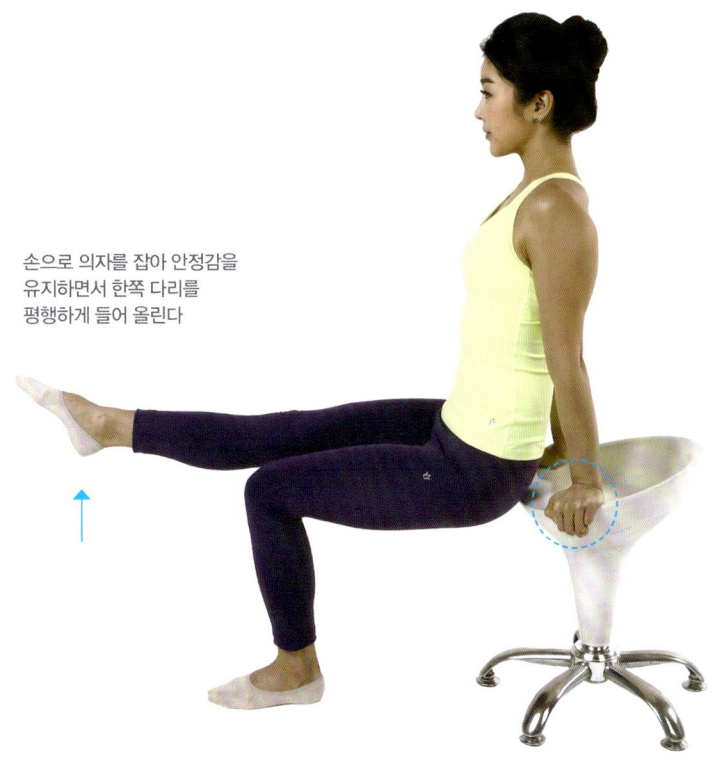

손으로 의자를 잡아 안정감을 유지하면서 한쪽 다리를 평행하게 들어 올린다

| 03. 효과 | 코어근육, 복근, 상완근, 흉근, 광배근 강화 |

| 04. 주의사항 | 손목, 어깨 및 무릎에 통증이 있는 환자는 금기사항이다. |

| 05. Note | 의자는 튼튼하고 안정성이 있는 것을 선택한다. 동작 시행 중 심부 코어근육의 활성화를 유지한다. 다리를 들어 올릴 때 복부에 힘이 들어오는 것을 느껴본다. |

의자를 이용한 돌진 자세

01. 시작자세

양손은 귀 옆 머리 위로 천장을 향해 뻗고 한쪽 다리는 발등을 의자 위에 올려놓고 다른 쪽 다리는 편 상태로 전방으로 내디뎌 놓아 몸을 지지한 채 바로 선 자세를 취한다.

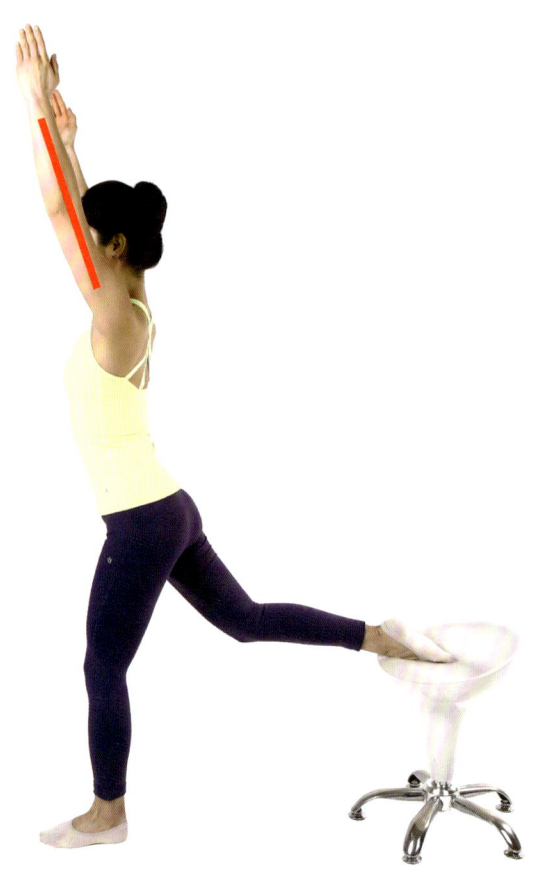

02. 동작

앞으로 내딛은 다리를 90도로 굽혀 상체를 낮추면서 양팔을 귀 옆 머리 위로 최대한 뻗어 올려 척추를 늘여 5초간 유지한 후 시작자세로 되돌아온다. 좌우 교대로 같은 동작을 5회씩 반복 시행한다.

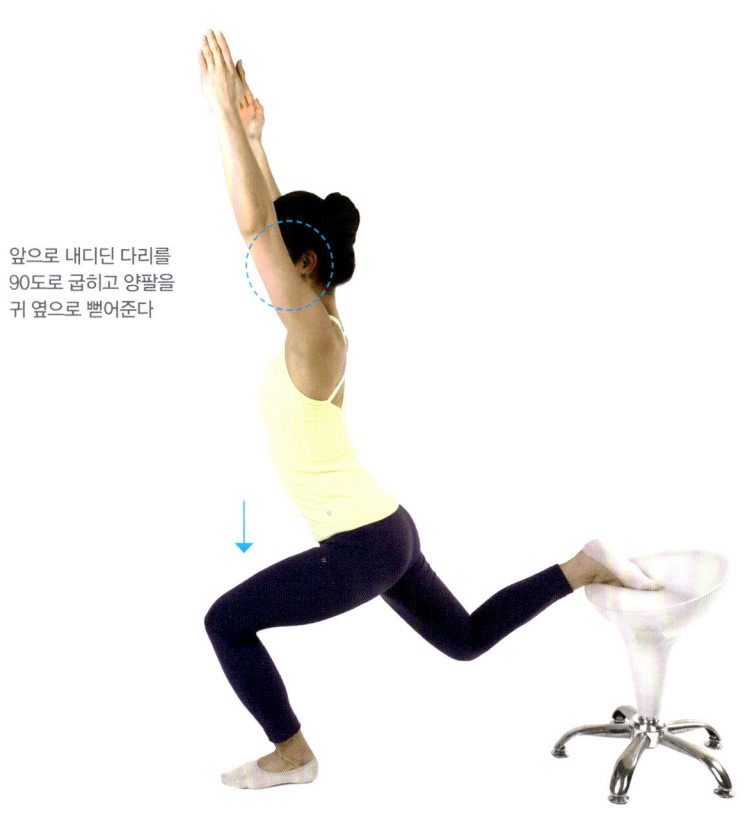

앞으로 내디딘 다리를 90도로 굽히고 양팔을 귀 옆으로 뻗어준다

03. 효과   코어근육과 다리 근육 강화, 장요근 스트레칭

04. 주의사항   상체가 앞으로 많이 숙여지거나 구부러지지 않아야 하고 몸통에서 움직임이 일어나서는 안 된다.

05. Note   체중은 앞쪽 다리에 2/3 이상이 실리도록 하고 호흡은 동작 중 계속 유지한다. 양팔을 최대한으로 뻗어 올려 척추가 늘어나는 것을 느끼도록 한다.

의자에 앉아서 팔다리 들어올리기

01. 시작자세

가슴을 바로 세워 척추가 바닥과 수직을 이루게 한 채 의자에 바로 앉은 자세에서 머리가 줄에 의해 천장으로 당겨져 있다고 상상하면서 목이 위로 당겨지는 듯한 자세를 취한다.

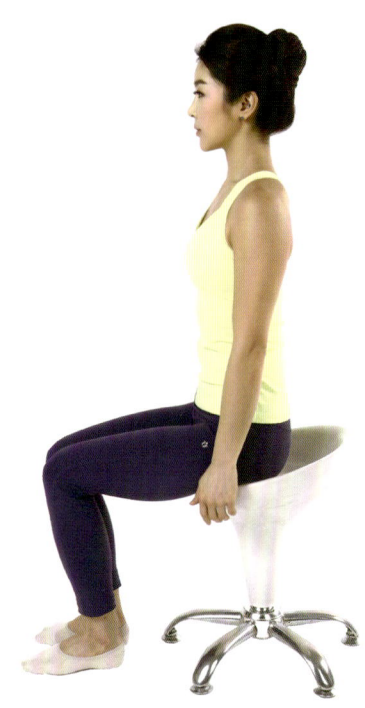

02. 동작

숨을 내쉬면서 한쪽 다리의 무릎을 펴서 전방을 향해 뻗어 들어 올리고 동시에 반대편 팔도 뻗어 들어 올려 팔과 다리가 바닥과 수평을 이루게 한다. 이 자세를 5초간 유지한 후 숨을 들이쉬면서 팔과 다리를 시작자세로 내린다. 좌우 교대로 같은 동작을 5회씩 반복 시행한다.

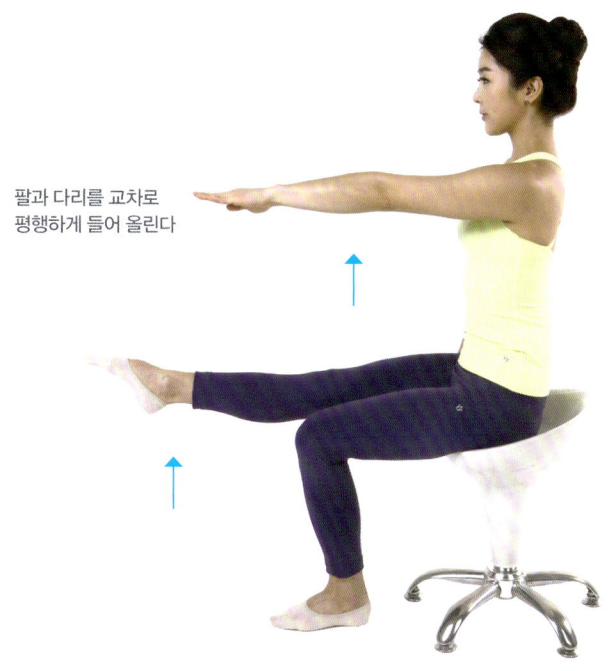

팔과 다리를 교차로
평행하게 들어 올린다

| 03. 효과 | 코어근육을 활성화시키는 방법 학습 |

| 04. 주의사항 | 팔과 다리를 들어 올릴 때 골반과 상체에서 움직임이 일어나지 않도록 주의한다. |

| 05. Note | 척추를 똑바로 세워 허리를 중립 자세로 만들고 몸속 심부 코어근육을 활성화시켜 유지한다. 짐볼에서 운동을 하면 더 나은 효과를 얻을 수 있다. |

제2장
선 자세에서 하는 운동

서서 1단계

로카바도 Rocabado 운동

01. 시작자세

양발을 모으고 양손 엄지를 세워 주먹을 쥔 채 바로 선 자세를 취한다.

02. 동작

숨을 내쉬면서 양 엄지가 바깥쪽으로 향하도록 팔을 돌려 어깨와 가슴을 충분히 편다. 턱을 살짝 뒤로 당기고 복부에 힘을 주어 척추 쪽으로 밀어 넣으며 엉덩이 근육에도 힘을 준 상태에서 5초간 유지한 후 시작자세로 되돌아온다. 이 동작을 5회 반복 시행한다.

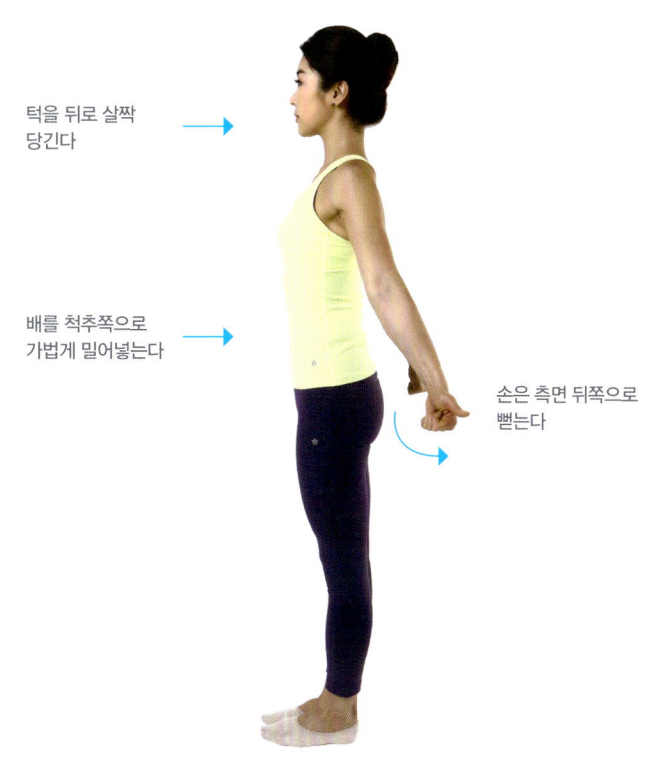

턱을 뒤로 살짝 당긴다

배를 척추쪽으로 가볍게 밀어넣는다

손은 측면 뒤쪽으로 뻗는다

03. 효과

코어근육 강화, 자세 및 근육 불균형 교정

04. 주의사항

가슴을 앞으로 내미는 동작이 아니라 어깨를 뒤로 당겨 견갑골이 서로 맞닿는 듯한 자세가 되어야 한다.

05. Note

옆에서 관찰하면 몸이 지면과 완전 수직으로 일직선을 이루고 있는 자세가 된다.

서서 상체 뒤로 젖히기

01. 시작자세 두 다리는 어깨너비만큼 벌리고 양팔은 엄지를 서로 깍지 껴서 머리 위로 뻗어 올린 채 바로 선 자세를 취한다.

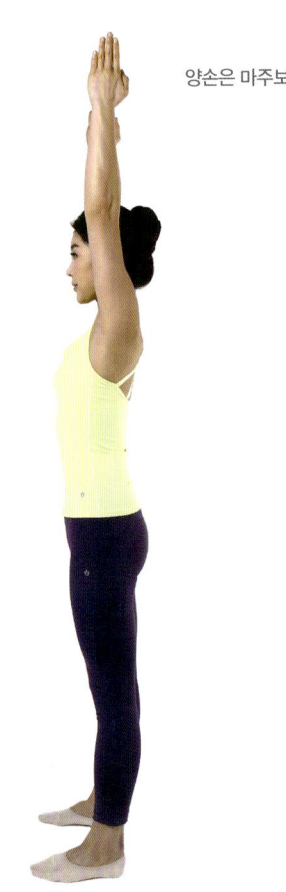

양손은 마주보게

02. 동작 먼저 기지개 펴듯이 팔을 위로 더 뻗어 올려 척추를 위로 쭉 올리듯 힘을 주면서 복부를 늘인 후 숨을 내쉬면서 엉덩이에 힘을 주어 상체를 뒤로 천천히 부드럽게 최대한 젖혀 5초간 유지한 후 시작자세로 되돌아온다

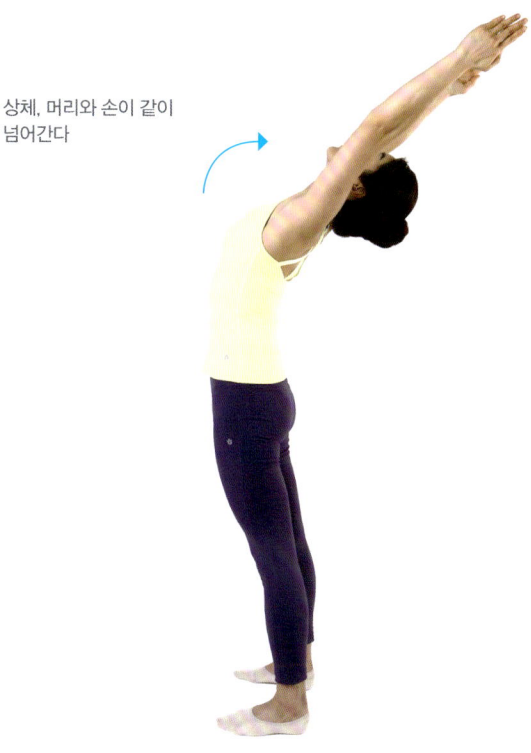

상체, 머리와 손이 같이 넘어간다

| 03. 효과 | 코어근육, 척추기립근 강화 |

| 04. 주의사항 | 척추를 뻗어 올릴 때 어깨가 딸려 올라가서는 안 된다. 머리는 몸을 따라 뒤로 넘어가도록 하되, 상체보다 머리가 더 뒤로 젖혀지지 않도록 주의한다. |

| 05. Note | 동작 시행 중 호흡을 계속 유지하면서 심부 코어근육을 활성화시키도록 한다. |

서서 전방 굴곡시키기

01. 시작자세 두 다리를 어깨너비보다 조금 더 넓게 벌리고 서서 양팔을 귀 옆 머리 위로 천장을 향해 최대한 뻗어 들어 올린다.

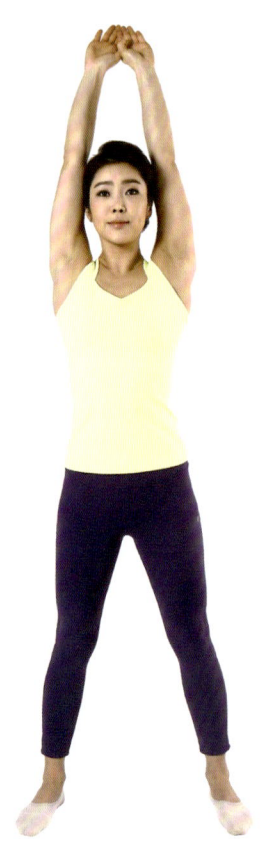

02. 동작 숨을 내쉬면서 상체를 반대편 발을 향해 비스듬히 앞으로 숙여 양손으로 반대편 발목을 잡은 후 숨을 들이쉬면서 시작자세로 되돌아온다. 좌우 교대로 같은 동작을 10회씩 반복 시행한다.

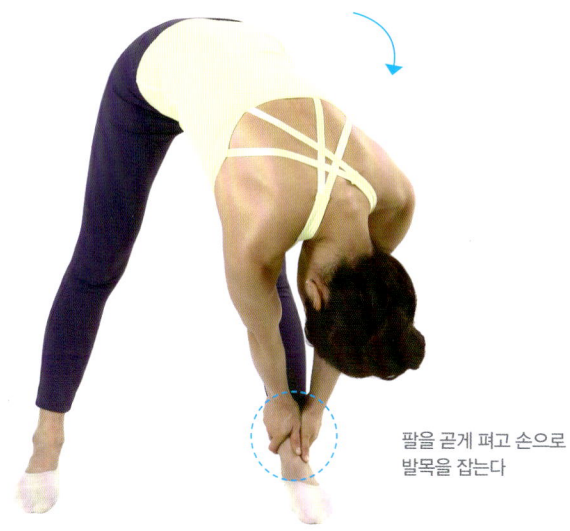

팔을 곧게 펴고 손으로
발목을 잡는다

03. 효과 코어근육과 복사근 강화, 척추기립근, 슬굴곡근과 요방형근 스트레칭, 척추 유연성 증대

04. 주의사항 상체를 내릴 때 무릎이 굽혀지지 않도록 주의한다.

05. Note 몸의 중심에서 움직임이 시작되어야 한다. 동작 전반을 통해 심부 코어근육의 활성화를 유지하도록 한다.

팔을 들어 올린 전사 자세

01. 시작자세 ▸ 양팔을 몸 옆에 나란히 두고 두 다리를 약간 벌린 채 똑바로 선 자세를 취한다.

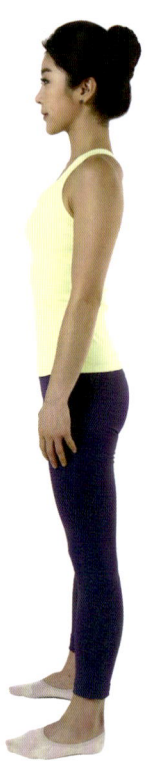

02. 동작 ▸ 양 손바닥을 붙여 팔을 머리 위로 최대한 뻗어 올리면서 한쪽 다리를 전방으로 멀리 내디뎌 90도로 굽히고 체중을 더 실은 상태에서 5초간 유지한 후 시작자세로 되돌아온다. 좌우 교대로 같은 동작을 5회씩 반복 시행한다.

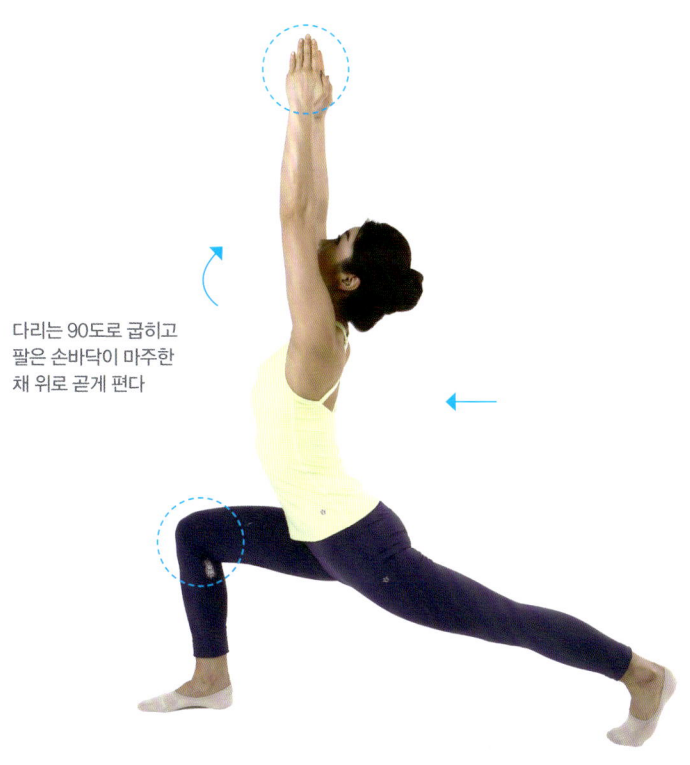

다리는 90도로 굽히고 팔은 손바닥이 마주한 채 위로 곧게 편다

| 03. 효과 | 코어근육과 다리 근육 강화, 장요근 스트레칭, 균형 감각 증대 |

| 04. 주의사항 | 상체는 바닥과 수직을 이루어야 하고 몸에서 움직임이 일어나서는 안 된다. |

| 05. Note | 동작 시행 중 호흡은 계속 유지한다. 양팔을 최대한으로 뻗어 올려 척추를 늘이고 시선은 손끝을 응시한다. 심부 코어근육의 활성화를 계속 유지한다. |

서서 다리 굽히고 상체 돌리기

01. 시작자세 ▶ 두 다리를 어깨너비만큼 벌리고 양팔을 어깨 높이에서 옆으로 나란히 바닥과 평행하게 뻗은 채 바로 선 자세를 취한다.

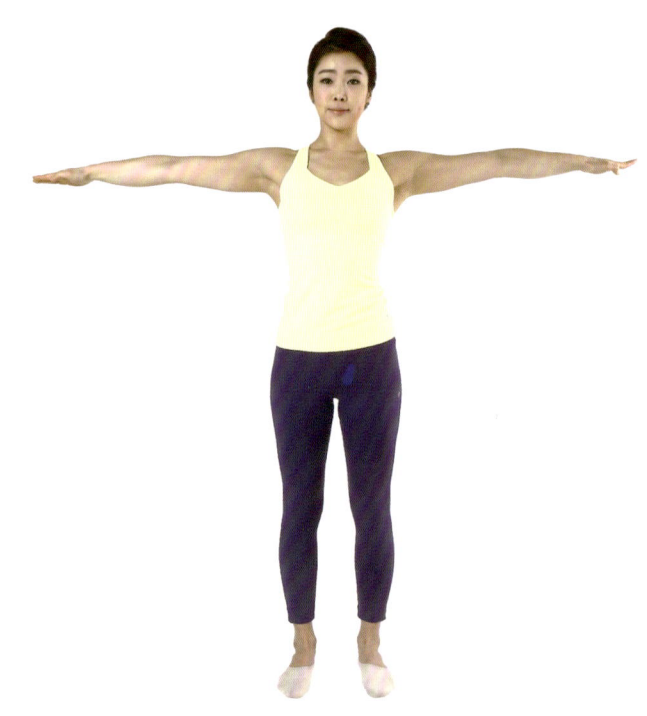

02. 동작 ▶ 숨을 내쉬면서 한쪽 다리를 90도로 굽혀 들어 올리고 동시에 양팔과 함께 상체를 그쪽 방향으로 최대한 회전시켰다가 숨을 들이쉬면서 시작자세로 되돌아온다. 좌우 교대로 각 10회씩 반복 시행한다.

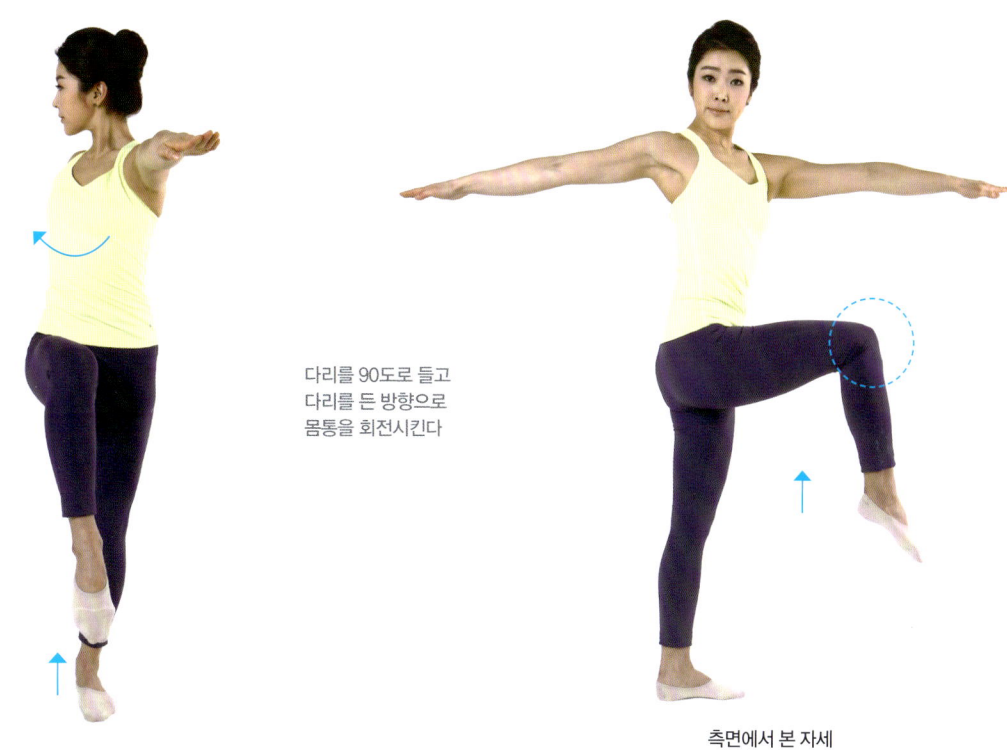

다리를 90도로 들고
다리를 든 방향으로
몸통을 회전시킨다

측면에서 본 자세

| 03. 효과 | 코어근육, 장요근과 복사근 강화, 균형 감각 증대 |

| 04. 주의사항 | 다리를 들어 올릴 때 척추가 굽어지지 않도록 주의한다. |

| 05. Note | 몸속 심부 코어근육을 활성화시키고 움직임이 팔과 다리가 아니라 몸의 중심에서 시작되어야 한다. |

서서 팔다리 들어올리기

01. 시작자세 두 다리를 어깨너비만큼 벌리고 양팔을 몸 옆에 나란히 둔 채 바로 선 자세를 취한다.

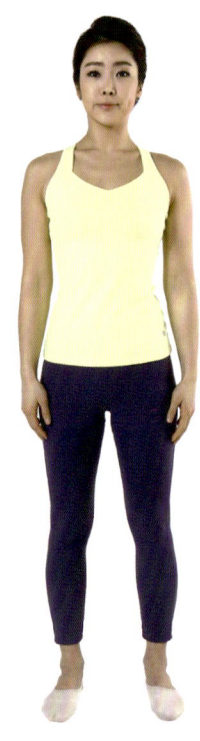

02. 동작 숨을 내쉬면서 한쪽 팔을 귀 옆 머리 위로 천장을 향해 높이 들어 올리고 동시에 반대편 다리의 무릎을 90도로 굽혀 들어 올려 5초간 유지한 후 숨을 들이쉬면서 시작자세로 내린다. 좌우 교대로 같은 동작을 5회씩 반복 시행한다.

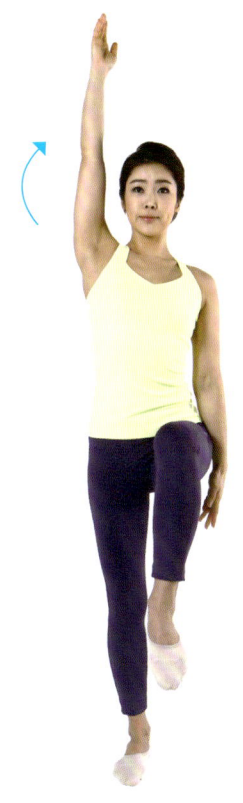 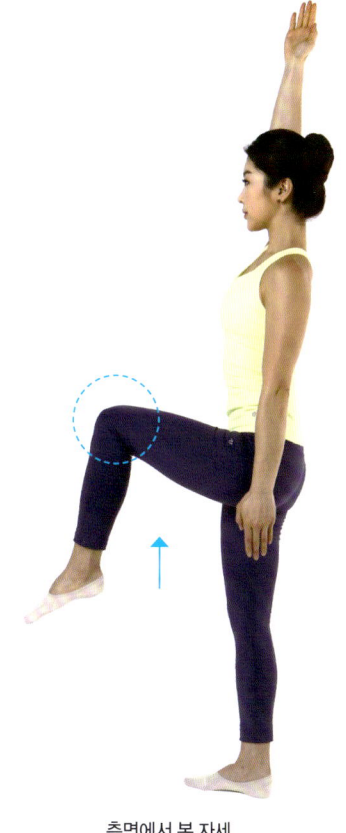

다리를 90도로 들고
다리를 든 반대쪽
손을 귀 옆 머리 위로
들어준다

측면에서 본 자세

03. 효과 코어근육 강화, 균형 감각 증대

04. 주의사항 상체가 흔들리거나 한쪽으로 기울어져서는 안 된다.

05. Note 허리 척추는 중립 자세를 유지해야 하고 심부 코어근육의 활성화가 유지되어야 한다.

서서 2단계

다리 굴곡과 신전

01. 시작자세   두 다리를 어깨너비만큼 벌리고 양손을 골반에 얹어둔 채 바로 선 자세를 취한다.

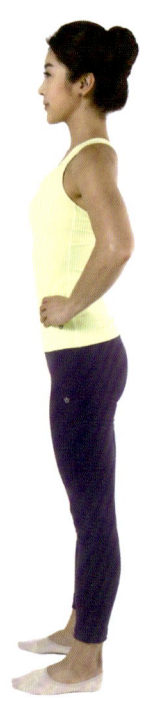

02. 동작   숨을 내쉬면서 한쪽 다리를 90도로 굽혀서 허리까지 들어 올렸다가 무릎을 펴면서 반동을 이용해 뒤로 들어 올리고 바닥을 디딘 다리를 약간 구부려준다. 이 자세를 5초간 유지한 후 숨을 들이쉬면서 시작자세로 되돌아온다. 좌우 교대로 각 5회씩 반복 시행한다.

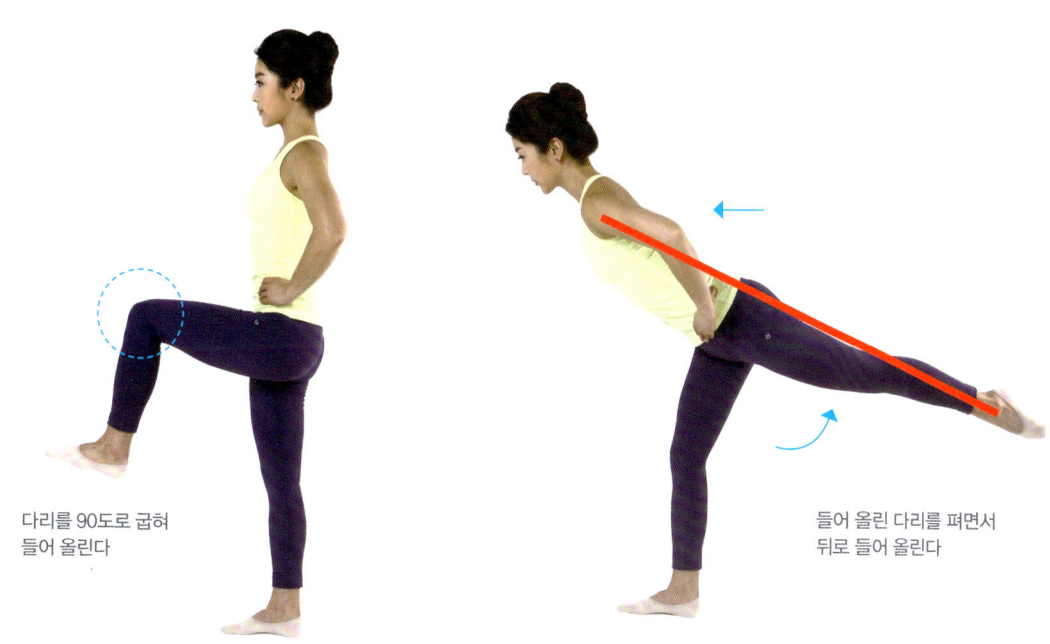

다리를 90도로 굽혀
들어 올린다

들어 올린 다리를 펴면서
뒤로 들어 올린다

03. 효과 코어근육, 척추기립근과 복사근 강화, 균형 감각 증대

04. 주의사항 다리를 들어 올릴 때 등이 굽어지지 않고 상체에서 움직임이 일어나지 않도록 주의한다.

05. Note 몸속 심부 코어근육을 활성화시키고 움직임이 팔과 다리가 아니라 몸의 중심에서 시작되어야 한다.

서서 전방 회전 굴곡시키기

01. 시작자세 두 다리를 어깨너비 두 배만큼 벌리고 양팔을 어깨 높이에서 옆으로 벌려 바닥과 평행하게 들어 올린 자세를 취한다.

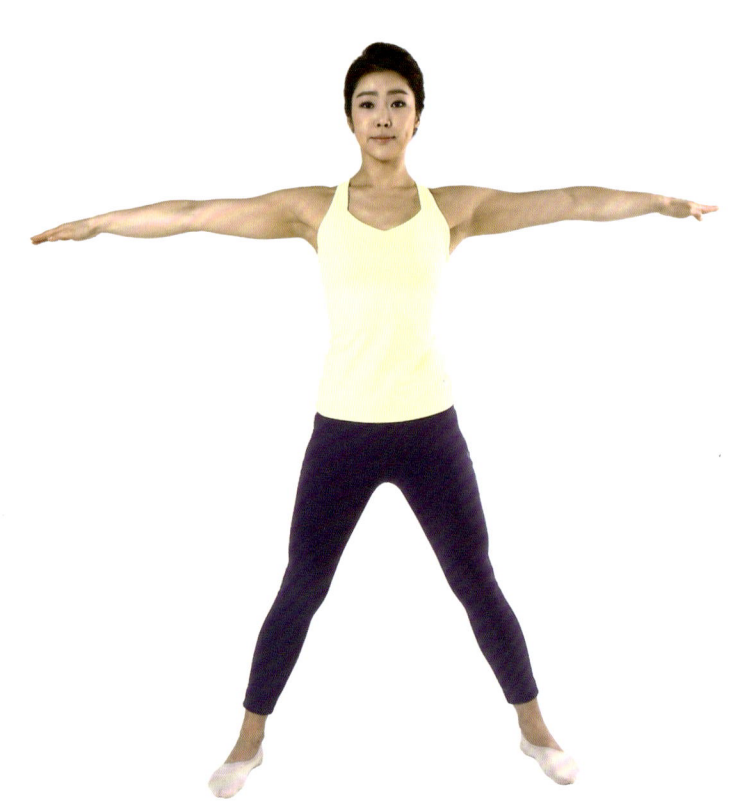

02. 동작 숨을 내쉬면서 상체를 비틀며 앞으로 최대한 숙여 한 손으로 반대편 발목을 잡고 다른 한 손을 천장으로 뻗어 올리면서 얼굴을 위로 뻗은 손의 방향으로 향하도록 함께 돌린다. 숨을 들이쉬면서 시작자세로 되돌아온다. 좌우 교대로 같은 동작을 10회씩 반복 시행한다.

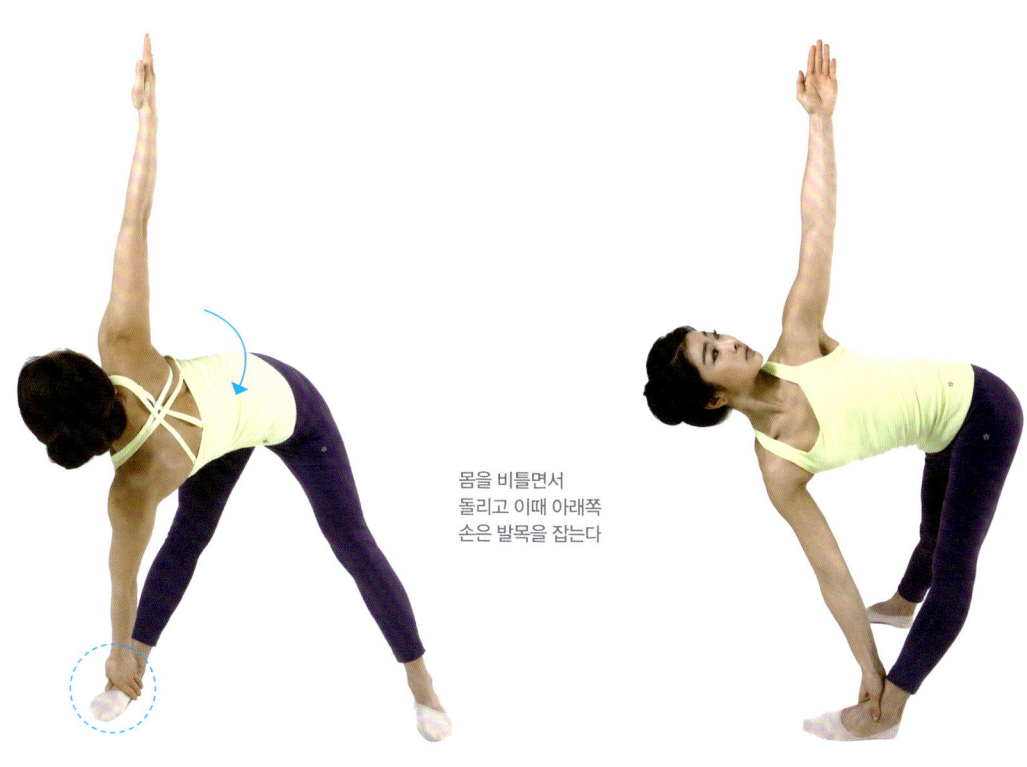

몸을 비틀면서 돌리고 이때 아래쪽 손은 발목을 잡는다

03. 효과 ▶ 코어근육, 척추기립근과 복사근 강화, 요방형근 스트레칭

04. 주의사항 ▶ 상체를 비틀어 내릴 때 척추를 아주 부드럽게 회전시켜야 하고 무릎이 굽혀지지 않도록 주의한다.

05. Note ▶ 몸의 중심에서 움직임이 시작되고 동작 전반을 통해 심부 코어근육의 활성화가 유지되어야 한다.

선 자세에서 팔다리 교차시키기

01. 시작자세 양팔을 굽혀 손가락을 서로 깍지 껴서 머리 뒤에 대고 두 다리를 어깨너비만큼 벌린 채 똑바로 선다.

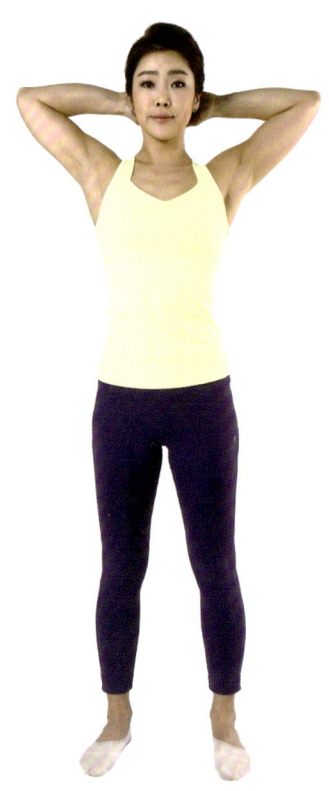

02. 동작 숨을 내쉬면서 상체를 비틀어 몸을 가로질러 반대편 무릎을 향해 내리고 동시에 반대편 다리를 몸을 가로질러 들어 올려 팔꿈치와 무릎이 서로 맞닿게 한 후 숨을 들이쉬면서 시작자세로 되돌아온다. 좌우 교대로 같은 동작을 10회씩 반복 시행한다.

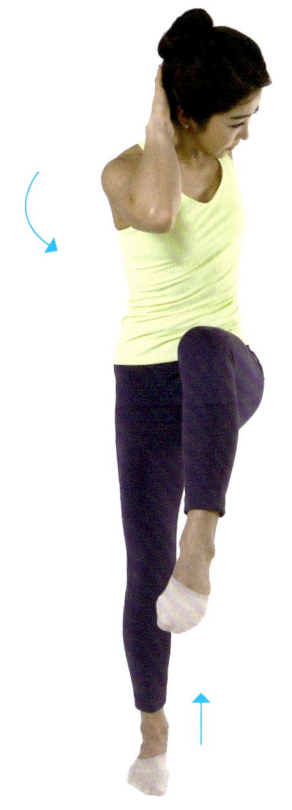 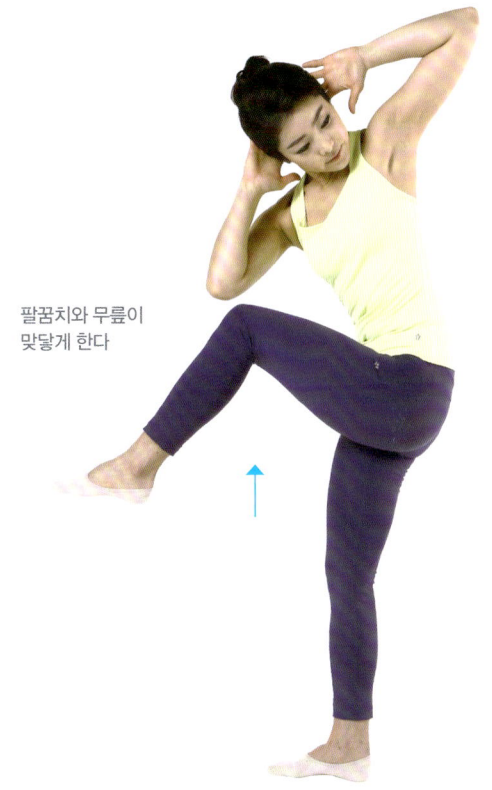

팔꿈치와 무릎이 맞닿게 한다

| 03. 효과 | 코어근육, 복사근과 장요근 강화, 균형 감각 증대 |

| 04. 주의사항 | 상체를 아래로 내릴 때 손으로 머리를 당겨 내리지 않도록 주의한다. |

| 05. Note | 몸의 중심에서 움직임이 시작되어야 하고 무릎과 팔꿈치가 몸의 중앙에서 만나도록 한다. 동작 시행 중 심부 코어근육의 활성화를 유지해야 한다. |

비튼 전사 자세 Twist Lunge

01. 시작자세 ▶ 양손을 깍지 껴서 머리 뒤에 대고 두 다리를 약간 벌린 채 똑바로 선다.

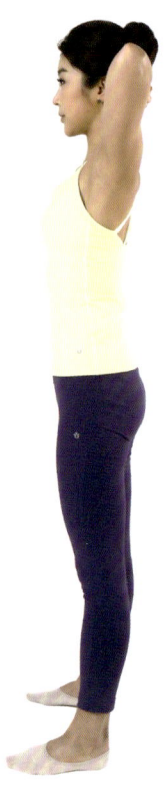

02. 동작 ▶ 숨을 내쉬면서 한쪽 다리를 전방으로 멀리 내디뎌 90도로 굽히고 뒤쪽 다리를 쭉 뻗은 상태에서 몸통을 다리를 내디딘 방향으로 비틀어 5초간 유지한 후 숨을 들이쉬면서 시작자세로 되돌아온다. 좌우 교대로 같은 동작을 5회씩 반복 시행한다.

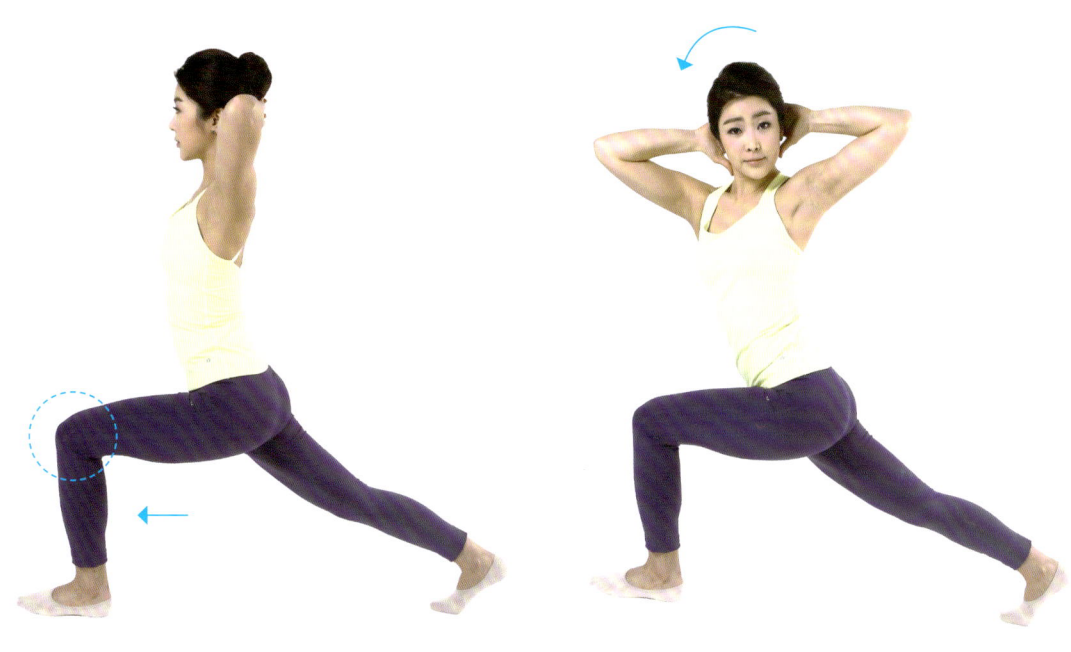

상체는 중립 자세,
앞의 다리는 90도 유지

앞으로 내민 방향으로
몸통을 돌린다

03. 효과   코어근육과 다리 근육 강화, 장요근 스트레칭, 균형 감각 증대

04. 주의사항   체중은 앞쪽 다리에 2/3가 실리도록 하고 뒷다리가 구부러지지 않도록 한다.

05. Note   동작 시행 중 호흡을 계속 유지하고 몸속 심부 코어근육의 활성화를 유지하도록 한다.

아침인사 Good Morning 운동

01. 시작자세

두 다리를 어깨너비로 벌리고 양팔을 앞으로 나란히 든 채 바로 선 자세를 취한다. (처음부터 깍지 낀 손을 머리 뒤에 두면 등 근육이 과긴장을 일으키므로 팔은 그냥 앞으로 든 채로 선다.)

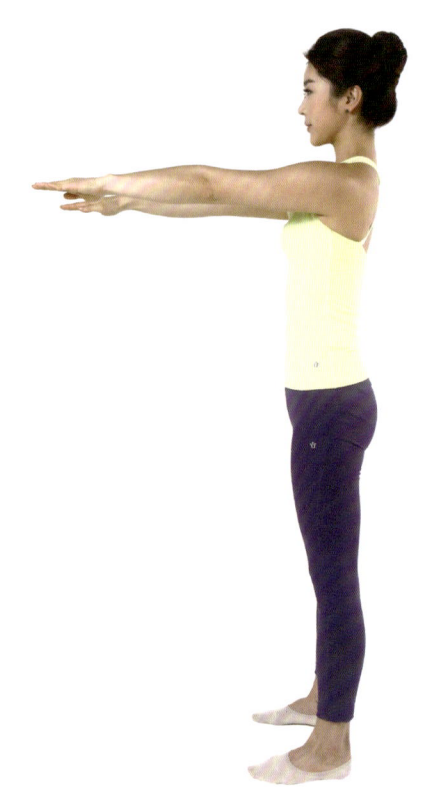

02. 동작

숨을 내쉬면서 상체를 앞으로 천천히 굽히며 양팔을 귀 옆 머리 위로 쭉 뻗어 올려 팔과 상체가 일직선이 되게 한 상태에서 5초간 유지하고 양손을 깍지를 끼고 머리 뒤에 두고 5초간 자세를 유지한 후 숨을 들이쉬면서 시작자세로 되돌아온다. 동작 시 몸의 중심은 발뒤꿈치로 향하게 하고 상체는 다리 뒤쪽 슬굴곡근이 자극될 때까지 구부린다. 이 동작을 5회 반복 시행한다.

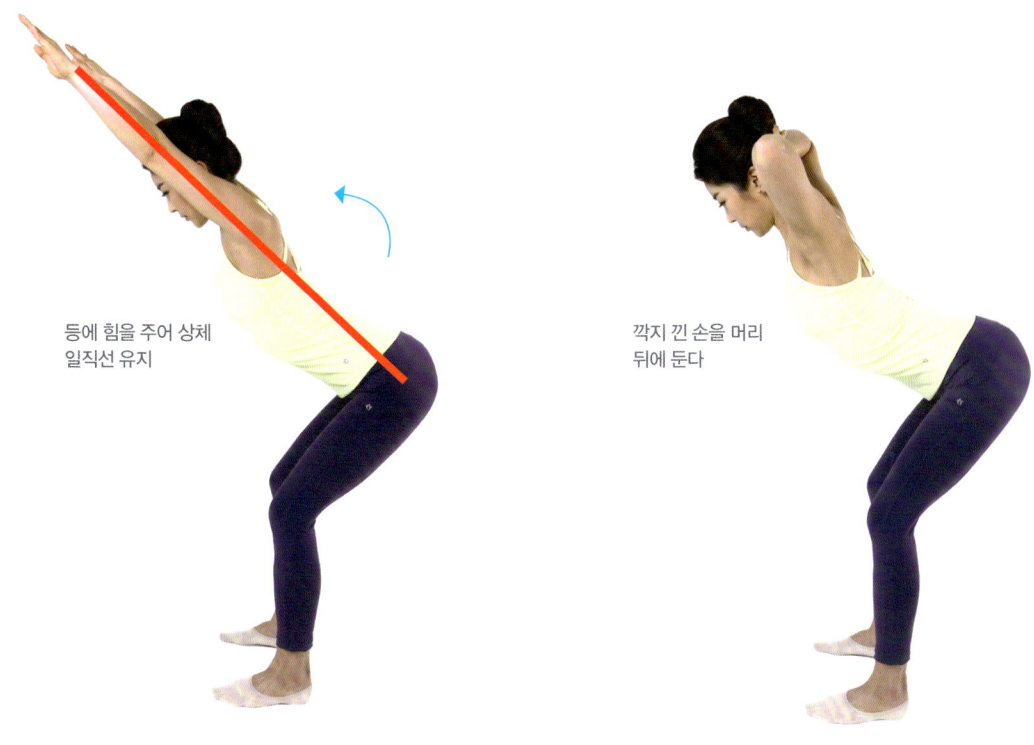

등에 힘을 주어 상체 일직선 유지

깍지 낀 손을 머리 뒤에 둔다

03. 효과 ▶ 코어근육, 다리 근육, 척추기립근 강화

04. 주의사항 ▶ 가슴을 펴고 등 근육에 힘을 주어 상체를 일직선으로 유지하고 무릎이 발가락 앞으로 나오지 않도록 주의한다.

05. Note ▶ 몸의 중심에서 움직임이 시작되고 동작 전반을 통해 심부 코어근육의 활성화가 유지되어야 한다.

팔 뻗어 올린 스쿼트 자세

01. 시작자세 두 다리를 어깨너비만큼 벌리고 양팔을 몸 옆에 나란히 둔 채 바로 선 자세를 취한다.

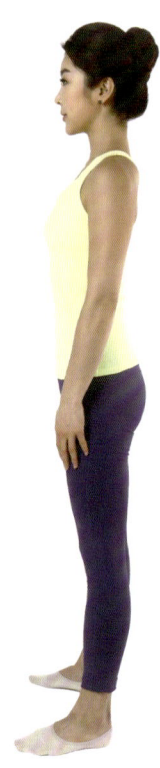

02. 동작 숨을 내쉬면서 양팔을 뻗어 올려 척추를 늘이고 동시에 엉덩이를 살짝 뒤로 빼면서 내려앉아 5초간 유지한 후 숨을 들이쉬면서 시작자세로 일어선다. 이 동작을 5회 반복 시행한다.

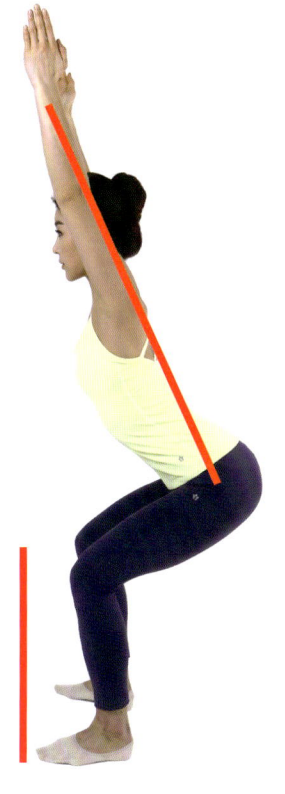

엉덩이를 뒤로 빼면서 내려앉는다

03. 효과   코어근육, 대퇴근, 둔근, 척추기립근 강화

04. 주의사항   무릎 통증 환자는 금기사항이다. 상체를 내릴 때 무릎이 발가락보다 앞으로 나오지 않도록 주의한다.

05. Note   양팔과 상체는 일직선을 이루어야 하고 허리를 중립 자세로 유지하면서 심부 코어 근육을 활성화시켜야 한다.